Gisela Friebel

Ich habe Krebs! Na und?

Gisela Friebel

Ich habe Krebs! Na und?

Ariane Verlag

Die Deutsche Bibliothek – CIP-Einheitsaufnahme

Friebel, Gisela:
Ich habe Krebs! Na und? / Gisela Friebel – 10. Aufl. –
78.–82. Tsd. – Königstein : Ariane Verl., 1996
ISBN 3-929960-11-7

10. Auflage 78 000–82 000 Tsd.

Gesamtherstellung: Ebner Ulm

Umschlag: Monika Mulzer-Adam, 61273 Wehrheim

ISBN 3-929960-11-7

Printed in Germany

Es ist nicht wichtig,
wie lange man lebt,
sondern wie man lebt.

Am 5. Mai 1983 fühlte ich den Knoten in der Brust. Ich hatte Krebs.

Da ein Wochenende vor uns lag, nahm ich noch nichts vor. Zumindest war ich zuerst auch noch so verblüfft, daß ich es gar nicht begreifen konnte. Ich fühlte einen kirschkerngroßen Knoten in der linken Brust. Zwei Tage lang glaubte ich an eine Täuschung, doch dann wußte ich Bescheid.

Am 8. Mai, es war ein Montag, ging ich sofort in die Klinik. Durch Medien wie Zeitung, Rundfunk und insbesondere Fernsehen ist man ja darauf getrimmt, sich sogleich den Ärzten zu stellen!

Leider stellte ich viel zu spät fest, daß dies ein riesiger Fehler von mir war. Aber ich war ja damals so ein Naivling. Ich glaubte ihnen und war fest davon überzeugt, daß das, was uns dort pausenlos gepredigt wird, absolute Gültigkeit besitzt.

Mit anderen Worten, die Einstellung und Hoffnungserwartung, die uns von seiten des Fernsehens eingetrichtert wird, trieb mich sozusagen in die Arme der Ärzte.

Später bemerkte ich dann, daß vier Wochen den Kohl auch nicht fetter, Pardon, den Knoten nicht um vieles dicker werden lassen. Aber ich hätte dann Zeit genug gehabt, mich gründlich darüber zu informieren.

Aber wie gesagt, ich lief sogleich in die Klinik!

Hier erlebte ich eine Überraschung.

Zuerst einmal wurde ich fast angestarrt, denn in den Augen der Ärzte und des Personals war ich so etwas wie ein Sonderfall. Ich konnte keinen Hausarzt angeben!

Fast zornig werdend fragte ich: »Kann man nur mit der Anschrift eines Hausarztes zur Mammographie kommen?«

»Nein, nein, selbstverständlich nicht. Aber merkwürdig ist es schon. Wann waren Sie denn das letzte Mal beim Arzt, Frau Friebel?«

»Vor genau zehn Jahren«, gab ich zur Antwort.

»Und darf man den Grund erfahren?«

»Die Geburt meines Sohnes.«

Schweigen.

Dann wurde die Mammographie gemacht. Der Oberarzt persönlich führte sie durch, da ich ja eine Privatpatientin war. Er tastete auch den Knoten ab und fragte mich aus. Ich erzählte ihm wahrheitsgemäß, daß ich den erst vor drei Tagen selbst entdeckt hätte und mir das einfach nicht erklären könne.

»Ja, das ist ganz normal«, meinte er. »Plötzlich sind sie da.«

Nun gut!

Dann bat man mich zu warten, was ich auch tat. Nach einiger Zeit wurde ich zum Chefröntgologen gerufen. Die Aufnahmen waren also fertig. Sie hingen an der Wand und man betrachtete sie eingehend.

Ich wurde dem Chefarzt der dortigen Abteilung vorgestellt. Er besah sich nochmals die Röntgenbilder und meinte dann: »Haben Sie einen Grund, weshalb Sie uns heute aufsuchen? Wie ich aus der Karte ersehe, hat man Sie nicht geschickt. Warum sind Sie heute zu uns gekommen? Sind Sie irgendwie beunruhigt?«

Ich war sprachlos.

»Aber der Knoten«, sagte ich verdutzt.

»Welcher Knoten?«

Ich durfte jetzt die Aufnahmen von meiner Brust betrachten. Beide waren jungfräulich. Ich war sprachlos. Das gibt es doch nicht, dachte ich immerzu. Das darf es nicht geben. Ich fühle ihn doch ganz deutlich. Und einen Knoten von der Größe eines Kirschkerns kann man sich nicht einfach einbilden.

Ich sagte dem Röntgenarzt, daß ich den Knoten fühle. Der Oberarzt könne dies bestätigen, was der dann auch tat.

Leider sind damals keine Alarmglocken bei mir aufgeklungen.

Jetzt wurde mir zuerst ein Vortrag gehalten, daß es wirklich nicht gut sei, so lange keinen Arzt aufzusuchen. Meine Antwort, daß ich mich in den zehn Jahren wirklich ausgezeichnet gefühlt hätte, nahmen sie gar nicht zur Kenntnis.

»Sehen Sie, wenn Sie regelmäßig gekommen wären, dann hätten wir die Geschwulst viel früher entdecken können.«

»Wie bitte?«

»Ja, jetzt ist sie schon ziemlich groß.«

»Eben«, sagte ich ganz gelassen. »Jetzt ist sie ziemlich groß und man sieht sie nicht auf dem Schirm. Wieso soll man sie dann sehen, wenn sie winzig klein ist?«

Für Sekunden waren sie sprachlos. Aber sie fingen sich sehr schnell wieder und versuchten mir zu erklären, wenn so ein Tumor im Entstehen sei, würde man ihn viel besser auf dem Röntgenschirm erkennen.

Ich hörte es mir schweigend an, war aber keineswegs

überzeugt.

Später erfuhr ich dann in einer Sendung »Gesundheitsmedizin Praxis« im Fernsehen, wie winzig so ein Tumor anfängt. Und wie lange er braucht, bis er erst einmal größer und damit gefährlicher würde.

Rückblickend muß ich sagen, daß das mein Mißtrauen weckte. Als man mir dann sagte, ich solle sofort einen Gynäkologen aufsuchen, da schnellstens etwas geschehen müsse, sagte ich ehrlich: »Ich weiß keinen. Haben Sie denn keinen in dieser Klinik?«

»Aber sicher. Und wir werden Sie gleich vorstellen.«

Der Oberarzt bemühte sich persönlich und führte mich zu diesem Allgewaltigen hin.

Der Gynäkologe betastete meine Brust, sah sich alles in fünf Minuten an und sagte dann: »Ich werde gleich mit der Schwester telefonieren, ob wir noch ein Bett für Sie haben.«

»Wie?«

»Gleich morgen früh kommen Sie unters Messer!«

Morgen!

Mir schwirrte der Kopf.

So schlimm war es also? Gleich morgen! Innerhalb von achtundvierzig Stunden? Du liebe Güte, dachte ich bestürzt, so schlimm steht es mit dir? O du mein Gott, deine arme Familie.

Inzwischen wurde telefoniert. Leider hatte man ein Bett!

Also wurde ich beordert, am Nachmittag pünktlich zur Operations-Vorbereitung zu erscheinen.

Ich sagte zu.

Während ich heimfuhr, gingen mir pausenlos die Reden im Kopf herum. »Nur wer rechtzeitig kommt, der kann gerettet werden. Wer sofort etwas unternimmt, der hat eine große Chance, geheilt zu werden.«

Mußte ich nicht alles tun, um mich meiner Familie zu

erhalten? Dieser Gedanke ging mir ständig durch den Kopf. Meine Tochter war achtzehn, aber mein Sohn erst zehn Jahre alt! Mir blieb nichts anderes übrig. Ich mußte in den sauren Apfel beißen, um mich zu retten. Für die Familie. Zugleich dachte ich damals schon, und wenn ich mir mehr Zeit lasse? Wenn ich mich umschaue, herumhöre? Denn ich wußte damals schon ganz genau, was mir bevorstand.

Als ich heimkam war mein Mann tief geschockt. Aber auch er war dafür, daß man sogleich alles tun müßte, was die Ärzte vorschlagen. Nur das könnte helfen. Nur das allein!

Die Kinder kamen von der Schule heim und nahmen fassungslos zur Kenntnis, daß ich ins Krankenhaus müsse. Damals sagten wir nicht gleich die Wahrheit.

Auch das war nicht gut gewesen. Ich hätte mir wirklich mehr Zeit nehmen sollen. Vor allen Dingen hätten mich die Ärzte nicht in so eine Panik versetzen dürfen, sondern mir in aller Ruhe erklären sollen, in den nächsten vier Wochen wollen wir gemeinsam überlegen, was hier zu machen ist. Nur keine Panik!

Hatten sie vielleicht Angst, daß ich als Privatpatient nicht zu ihnen kam? Vielleicht eine andere Klinik in Anspruch nahm? In unserer Stadt gibt es davon mehrere Möglichkeiten. Oder aber, waren die Ärzte so tief davon überzeugt, wirklich das Beste zu tun, wenn sie mich gleich unter das Messer nahmen? Wahrscheinlich! Das erstere wäre einfach zu furchtbar.

Ich packte also meine Sachen.

Ich hatte keine Panik. Ich dachte nur an die Familie und versuchte schnell zu regeln, was man in so wenigen Stunden überhaupt regeln kann. Dann fuhr mich mein Mann in die Klinik. Ich schickte ihn gleich wieder heim. Ich wollte allein sein.

Zum Denken kam ich aber immer noch nicht. Denn jetzt

mußte ich alles zur Vorbereitung der Operation über mich ergehen lassen.

Damit war ich die nächsten Stunden beschäftigt.

Was ich als sehr lästig empfand, war, daß man pausenlos untersucht wurde. Und niemand sagte etwas Genaues. Erst gegen Abend erschien dann der Oberarzt und erklärte mir die Operation. Ich mußte für alle Eventualitäten unterschreiben. *Zufällig* hatte er auch ein paar Bilder bei sich, von einer Frau, der man die Brust abgenommen hatte und der man später eine neue geformt hatte.

Von dieser Sekunde an wußte ich ganz genau: Es ist ein bösartiger Knoten!

Mir konnte man nichts mehr vormachen.

Ich saß in meinem Zimmer.

Allein.

Dann kam die Nonne. Sie leitete die Station. Als sie mich erblickte, war sie erstaunt und sagte: »Daß Sie so gelassen sind! Ich bewundere Sie!«

Ich blickte sie groß an und meinte: »Soll ich vielleicht toben und schreien? Haben Sie das lieber?«

»Nein, nein«, meinte sie hastig.

Wie sollte ich mich verständlich machen, daß ich gar nicht zum Denken gekommen war? Immer noch nicht!

Ich fühlte mich kräftig, gesund und wie früher. Und jetzt war ich hier! In einem unpersönlichen Krankenzimmer. Die Decke fiel mir bald auf den Kopf. Aber zum Denken war ich noch immer nicht gekommen.

Am Abend wollte man mir unbedingt Pillen zur Beruhigung aufdrängen. Ich lehnte sie ab! Ich bin ein großer Pillengegner und hatte auch jetzt nicht vor, meine Meinung darüber zu ändern.

Der Operationstag kam. Soweit war ich noch immer ganz ruhig und gelassen. Ich sagte mir, du bist ja sofort in die

Klinik gegangen. Sie schreiben und sagen ja immer, sofort losgehen und alles wird gut. Also werden wir die kleine Operation wohl auch noch überstehen und dann kann ich in drei Wochen wieder daheim sein.

Aus! Punkt!

So einfach war das in meiner Gedankenwelt!

Warum also sollte ich mir Sorgen machen? Ich tat ja alles, was man von mir verlangte. Ich würde eine brave Patientin sein und alles über mich ergehen lassen. Ich hatte mir vorgenommen, recht bald wieder die Klinik zu verlassen. Ich würde wieder mein normales Leben aufnehmen und in vier Wochen würde man nichts mehr davon spüren, bis auf den abgeschnittenen Busen. Aber der sollte ja auch wieder erneuert werden. So hatte man es mir doch versprochen. Und vielleicht war es auch gar kein Krebs! Man wollte einen Schnellschnitt vornehmen, diesen untersuchen und erst dann weiteroperieren, wenn das Ergebnis vorlag. In dieser Hinsicht hatte man mich sehr gut informiert.

Eigentlich wurde es für mich kritisch, als sie mit der Beruhigungsspritze auftauchten. Danach ging es mir sehr schlecht, ich hatte das Gefühl, das ganze Zimmer drehe sich vor meinen Augen und ich müßte mich übergeben. Aber ich wußte, wenn ich das tat, dann würde man die Operation verschieben müssen. Also bezwang ich mich eisern, es nicht zu tun. Das war sehr schlimm.

Dann wurde ich in den Operationssaal geschoben.

★

Die Sonne stach mir in die Augen.

Ich wurde langsam wach. Man schob mich ins Zimmer.

Mein erster Gedanke war, nun, das haben wir also überstanden. Gut so! Ich bin noch am Leben! Also ist alles gar nicht so schlimm.

Irgendwann tauchte mein Mann auf, aber ich bekam nichts mit. Nur aus weiter Ferne hörte ich seine Stimme und ich hatte nur einen Wunsch, schlafen, schlafen, schlafen!

Man hatte mich in ein anderes Zimmer geschoben. Diesmal lag jemand neben mir. Am nächsten Tag erzählte sie mir, ich hätte so schlimm ausgesehen, daß sie jeden Augenblick befürchtet hätte, es würde noch schlimmer werden.

Während sie das sagte, saß ich schon auf der Bettkante! Ich war an Schläuche angebunden und meine Brust war weg. Einen Schock hatte ich nicht. Ich wußte ja Bescheid. Sie muß weg und dann ist alles wieder in Ordnung.

Bei der ersten Visite wurde mir eröffnet, daß es möglich sei, daß sich mein linker Arm verdicken würde.

»Es war nicht nur der Knoten in der Brust, sondern wir mußten die ganze Achselhöhle ausräumen. Dort sah es sehr schlimm aus. Entzündet war sie auch. Deswegen die Schmerzen im linken Arm.«

Diese waren höllisch. Furchtbar!

Der Schnitt auf der Brust war ein Klacks dagegen! Aber der Arm!

Von früheren Operationen (Knieoperation) wußte ich, wie grausam es sein kann, wenn man etwas lange nicht bewegt, also hing ich meinen kranken Arm sogleich in den Galgen. Der war dafür da, daß man sich besser aufrichten konnte, wenn man im Bett liegen mußte. Die Schmerzen waren grausam, aber ich ließ nicht locker. Und dann dachte ich auch, wenn der Arm dick wird, dann doch nur, wenn sich Flüssigkeit im Arm staut und er nicht mehr richtig funktionieren kann. Wenn ich ihn jetzt oben in dem Galgen lasse und ihn immer hin- und herschwinge, dann dürfte erst gar keine Flüssigkeit im Arm, bzw. in den Handgelenken verbleiben. Unverdrossen begann ich mit dieser Übung, obwohl sie mir ein paar Tränen ablockte. Aber ich wußte, wenn ich jetzt durchhalte, dann habe ich nur kurze Zeit Schmerzen und später nicht mehr.

Ich habe es instinktiv getan, und wirklich, nach sieben Tagen hatte ich kaum noch Schmerzen im Arm, nur in der Wunde. Ich kenne andere Frauen, welche die gleiche Operation durchgemacht haben, die noch nach Jahren über Schmerzen klagten.

Hatte ich mich durch Zufall oder durch scharfes Überlegen davor gerettet?

Ich weiß es nicht!

Am ersten Tag nach meiner Operation kam die Schwester und stellte mir ein Töpfchen mit Pillen auf den Tisch und sagte zu mir: »Wenn Sie damit nicht auskommen, klingeln Sie ruhig. Sie bekommen dann noch mehr.«

Ich hatte die Medikamente nicht verlangt und wollte sie auch nicht. Aber sie ließ sie stehen. Ich besah sie mir und entdeckte hübsche Pillenbomben dabei! Je stärker das Gift, je größer die Nebenwirkung! Das wußte ich schon damals. Und ich sagte mir, wenn ich schnell wieder gesund werden will, dann muß ich jegliches Pillenzeug vermeiden. Nur so bekomme ich meinen Körper dazu, daß er diesen Eingriff schnell überwindet.

Zu dem Zeitpunkt wußte ich ja noch nicht, wie sehr ich mich noch vergiften lassen mußte. Ich hatte also Krebs.

Der Schnellschnitt hatte es gezeigt. Zur Sicherheit hatte man die Proben noch an andere Labors geschickt. In anderen Städten, wurde mir freundlich vom Arzt versichert. Man würde wirklich alles tun, was in ihrer Macht läge. Unwillkürlich dachte ich nur, und wenn die anderen Labors jetzt zu einem anderen Ergebnis kommen? Was dann?

Ich wagte damals noch keine gegenteilige Äußerung zu machen.

Ich war noch so dumm und glaubte, Gesundheit komme aus der Klinik! Vom Arzt!

Die ersten drei Tage mußten einfach überwunden werden. Sie waren eine einzige Schmerzwelle, und ich lag nur auf dem Rücken und starrte zur Decke.

Jetzt kamen langsam die Gedanken zurück.

Krebs!

Wie wenig hatte ich mich darüber informiert! Warum denn auch? Niemand in meiner näheren Umgebung war damit je konfrontiert worden. Also, warum sollte man Erkundigungen einholen. Und als es mir passierte, war einfach keine Zeit dafür da!

Es mußte ja alles so schnell gehen!

Das dachte ich auch noch drei Tage nach der Operation.

Meine Familie war tief gestört. Aber ich konnte ihr nicht helfen. Wenn ich wieder nach Hause käme, ja, dann würde ich alles wieder in Ordnung bringen. Krebs war ja gar nicht so schrecklich, wie man es immer hinstellte. Eine kleine Operation und fertig!

So dachte ich und sprach mir selbst Mut zu. Ich wußte, wie wichtig es war, daß ich mutig und gelassen blieb. Wie wichtig, das sollte ich erst viel später feststellen.

Aber mein Mut sollte noch auf eine sehr harte Probe gestellt werden.

Und das schon drei Tage nach der Operation. Soweit ging es mir ganz gut. Ich konnte das Bett verlassen, mich allein waschen und die Schmerzen waren erträglich. Ich konnte auch wieder schlafen.

Für mich ging es also wieder aufwärts!

Aber dann kam der Hammer!

Ganz plötzlich und unvorbereitet.

Die Angst!

Ich habe in meinem ganzen Leben noch nie so schreckliche und würgende Angst empfunden. Sie war die reinste Nervenfolter. Ich begriff es einfach nicht. Es wollte nicht in meinen Verstand. Die Angst packte mich mit zwei Riesenhänden und ließ mich nicht mehr los. Ich wußte, wenn ich ihr verfalle, dann ist alles aus.

Ich weiß nicht, wie ich es beschreiben soll. Es war keine Angst, die vom Gehirn ausging. Nein, ganz und gar nicht. Und mit meiner Psyche hatte das auch nichts zu tun. Obwohl man das in der Klinik nicht glauben wollte.

Als ich davon sprach, kam man sofort mit Tabletten!

Ich lehnte sie ab.

Ich begriff, daß sie mich gar nicht verstanden. Waren sie damit überfordert? Konnten sie das gar nicht wissen? Konnten diese Ärzte nur schneiden und sonst nichts?

Die Angst war körperlich.

Sie kam ganz plötzlich! Blitzschnell!

Ich las in einem heiteren Buch, amüsierte mich darüber und hatte um mich herum alles vergessen. Und dann war sie da!

Mein Herz krampfte sich zusammen. Ich hatte einen Klumpen Angst im Bauch. Angst und nur Angst! Und das Furchtbare an der Sache war, daß ich jetzt nur noch an Selbstmord dachte. Es war insofern für mich schlimm, da ich zu dieser Zeit allein lag. Also würde es für mich ein leichtes sein, einfach aus dem Fenster zu springen.

Nur so!

Ich sagte mir immer und immer wieder vor, das ist Unsinn, du spinnst. Du wirst langsam verrückt, das machst du doch nicht. Du hast einen klaren Verstand, also nütze ihn. Es gibt nichts, aber auch gar nichts, wovor du Angst haben mußt!

Ich konnte mich nur schwer zurückhalten.

In der Klinik nannte man es OP-Schock, oder was weiß ich. Aber sie war körperlich!

Wie sollte ich es ihnen erklären?

So, als würde die Angst von irgend etwas gesteuert!

Nachts war es am schrecklichsten!

Mitten aus dem Traum wacht man auf. Man begreift es nicht. Und dann ist die Angst da! Im dunklen Zimmer lauerte sie wie ein Panther in einer Ecke und wartete darauf, mich anzuspringen. Ich spürte sie körperlich, und doch konnte mir niemand helfen.

Vier Tage und Nächte mußte ich mich damit herumquälen.

Später sollte ich dann durch Zufall erfahren, daß ich allergisch gegen Beruhigungsmittel bin. Daß sie bei mir genau das Gegenteil bewirken!

Aber was habe ich in dieser Zeit durchlitten! Und hätte ich die Tabletten genommen, die man mir so großzügigst anbot, dann wäre alles bestimmt noch viel schlimmer geworden. Und ich wäre vielleicht doch gesprungen! Schließlich lag ich im vierten Stock.

Ich hatte mich also wieder gefangen! Doch das ist ein falsches Wort. Ich hatte jetzt das Medikament im Körper verarbeitet. Jetzt war auch der Klumpen im Magen nicht mehr vorhanden.

Obwohl es für mich jetzt noch viel schlimmer kam!

Das war ja so merkwürdig an der Sache.

★

Zehn Tage nach der Operation.

Mein Mann und meine Kinder besuchten mich regelmäßig. Aber ich spürte, sie waren noch immer geschockt. Besonders der Kleine. Er sprach nicht mit mir und nahm es mir persönlich übel, daß ich krank geworden war.

Der Tumor war an zwei verschiedene Stellen eingeschickt worden. Man wartete jetzt auf die Ergebnisse.

Mein Mann sagte mir einmal: »Vielleicht stellen sie jetzt fest, daß es gar kein Krebs ist!«

Ich war entsetzt!

Damit sagte er mir doch, daß er sich noch immer nicht damit abgefunden hatte. Das war nicht gut.

»Natürlich ist es Krebs. Ich mache mir nichts vor«, gab ich ihm zur Antwort.

»Aber es könnte doch möglich sein. Warum denn nicht? Warum können wir kein Glück haben?«

O Gott, dachte ich, das wird ja immer schlimmer. Er klammert sich an diese Hoffnung. Ich mußte sie ihm zerstören. Es ist nicht gut, wenn man den Tatsachen nicht ins Auge sieht.

»Hör zu«, sagte ich ihm, »wenn sich herausstellen sollte, daß es kein Krebs ist, kannst du mir dann auch sagen, was das für Folgen haben wird?«

Er blickte mich groß an.

»Wie meinst du das?«

»Wenn sich herausstellen sollte, daß es kein Krebs ist, dann werde ich einen Prozeß anstrengen. Denn dann bin ich doch ganz umsonst operiert worden.«

Er war sprachlos.

»Das würdest du wirklich tun?«

»O ja! Schon um die anderen Frauen nach mir zu retten, verstehst du! Wir haben schon zu lange falsche Rücksicht genommen.«

»Also bist du fest davon überzeugt, daß es Krebs ist?«

»Ja!«

»Seit wann?«

»Seit ich den Knoten spürte!«

Er blickte mich lange an.

»Und du bist noch so ruhig?«

»Eben! Weil ich den Tatsachen ins Auge blicke. Und schau, so schlimm ist es gar nicht.«

»Aber die Zeitungen sind doch voll davon!«

»Sicher. Aber mir geht es ausgezeichnet!«

»Nun denn!«

Ich war wieder allein.

Mir gingen so viele Gedanken durch den Kopf. An so vieles mußte ich denken. Aber nicht daran, was dann noch kommen sollte!

Mir ging es wirklich ausgezeichnet.

Was Wunder, daß sich meine Besucher irgendwie geschockt fühlten. Sie kamen alle sehr zögernd und hatten irgendwie Angst. Man erzählte es mir später. Sie wußten nicht, wie sie sich mir gegenüber verhalten sollten. Wenn ich ehrlich sein will, waren sie tiefer geschockt als ich selbst.

Wie kam das?

Weil ich mir keine Illusionen machte? Oder lag es daran, daß ich mich nicht unterkriegen lassen wollte? Mir ging es gut. Und in ein paar Tagen würde ich die Klinik wieder verlassen. Dann war alles vergessen. Gut, ich war verstümmelt. Nun, man hatte mir ja eine neue Brust versprochen. Schon vor der Operation. Ich fand das ja so toll! Damals fand ich es toll!

Und dann kam der Hammer!

Es war ein Sonntagmorgen.

Nette Musik im Radio, ein gutes Buch. Am Nachmittag würden Besucher kommen. Die Sonne schien ins Zimmer. Alles war so friedlich. Ich lag seit acht Tagen im Krankenhaus.

Und dann kam der Chefarzt.

Allein!

Das wunderte mich ein wenig.

Ich wunderte mich noch mehr, als er sich einen Stuhl nahm und sich zu mir ans Bett setzte. Damit signalisierte er mir, daß er viel Zeit hätte und sich ausführlich mit mir unterhalten wollte.

Nun, dagegen hatte ich nichts einzuwenden. Einem Plausch mit netten Menschen bin ich nie abgeneigt.

Aber es sollte kein Plausch, sondern eine grausame Unterhaltung werden.

»Ich habe jetzt die Befunde!«

Ich wollte es ihm leichtmachen und sagte sofort: »Sie brauchen es mir nicht schonend beizubringen. Ich weiß schon lange, daß es Krebs ist.«

Er wunderte sich, daß ich das Wort so frei aussprach. Das sollte ich auch noch lernen müssen, daß die meisten es nicht konnten. Dieses Wort war wie eine Schranke, ich weiß es nicht. Aber sie umgingen es sehr gerne. Als wenn sie Angst hätten, daß auch sie davon befallen würden, wenn sie es aussprechen.

»Nun, das ist ja gut, daß Sie so eine Einstellung haben. Das erleichtert das andere!«

»Wie bitte?«

»Leider ist es ziemlich böse, und wir müssen davon ausgehen, daß Metastasen abgewandert sind.«

Ich ließ es mir erklären. Denn ich hatte mich ja vorher nie mit Krebs befaßt. Was wußte ich von Metastasen und allem, was damit zusammenhing? Nun, der Chef gab mir, so gut es ging, Auskunft. Aber erschöpfend war sie auch nicht. Später würde ich mir selbst alles viel ausführlicher erarbeiten. Aber das wußte ich jetzt noch nicht.

Ich wußte nur, daß etwas abgewandert war, was man jetzt erwischen und vernichten mußte.

»Gut«, sagte ich. »Und wie macht man das?«

»Bestrahlungen, und . . .«

»Das können Sie sogleich streichen«, fiel ich ihm ins Wort. Davon hatte ich nämlich schon eine Menge gehört. Und das würde ich ganz sicherlich *nicht* machen lassen.

Er blickte mich verblüfft an.

Dann meinte er kurz und bündig: »Wenn ich das für richtig halte, dann müssen wir das schon anwenden.«

»Nein«, sagte ich auch kurz und bündig. Schließlich sei es mein Körper, und ich müßte meine Einwilligung dazu geben. Die würde ich aber verweigern, denn davon würde ich gar nichts halten.«

»Nun gut, wir werden sehen.«

Ja, dachte ich bei mir, wir werden sehen. Aber dazu werde ich nie meine Genehmigung geben.

»Wir müssen eine Chemotherapie durchziehen. Ich habe schon alles ausgerechnet. Achtzehn Tage nach der Operation beginnen wir damit. Und deswegen müssen Sie auch noch länger in der Klinik bleiben. Wir müssen Sie nämlich anschließend unter Beobachtung behalten.«

Ich blickte ihn groß an.

Das Wort hatte ich schon mal irgendwo gelesen, aber ich wußte nichts darüber.

»Warum?«

»Nun, es kann zu Komplikationen kommen. Aber keine Sorge, junge Frau, wir haben das alles im Griff. Und so schlimm ist sie auch gar nicht. Und wenn, dann werden wir ja sofort zur Stelle sein.«

Ich starrte zur Decke.

Also das war ein Hammer!

»Bitte sagen Sie es mir genau!«

Er sprach an diesem Tage noch sehr viel, aber nicht direkt über die Nebenwirkungen dieser Therapie. Ich sagte mir, ich sehe ihn ja jeden Tag. Also was soll's. Wenn er jetzt nicht reden will, frage ich ihn später.

Dann sagte er noch: »Ich kann Ihnen eines versichern. Sie werden jetzt ein ganzes Jahr lang Ihre Regel nicht mehr bekommen. Ich sage Ihnen das nur, damit Sie sich nicht beunruhigen, verstehen Sie!«

»Aber in fünf Tagen werde ich sie noch bekommen!«

»Nein!«

Ich war verdutzt.

»Das verstehe ich nicht.«

»Schließlich haben Sie eine Operation hinter sich. Sie werden Sie nicht mehr bekommen. Glauben Sie mir.«

Ich blickte ihn zweifelnd an.

Deswegen, weil ich nämlich bis jetzt glaubte, meinen Körper zu kennen, und dieser signalisierte mir schon seit einiger Zeit, daß es bald soweit sein würde.

Ich sagte es ihm.

Aber er war für ein bestimmtes Nein!

Nun gut, ich wollte mich nicht mit ihm streiten.

»Wenn Sie noch Fragen haben, ich bin immer für Sie da.«

Aber eben hast du mir nur ausweichende Antworten gegeben, dachte ich bei mir.

Er ließ mich allein.

Ich war also viel schlimmer krank, als ich bis jetzt angenommen hatte. Sehr schlimm sogar!

Und das merkwürdige war ja, daß ich danach nicht in Panik geriet.

Es war also kein Klacks!

Wie sollte ich das meiner Familie beibringen?

Wenig später traf ich die Stationsschwester, und von ihr wollte ich jetzt die Wahrheit wissen.

»Was sind das für Nebenwirkungen?«

Antwort: »Warum wollen Sie das alles vorher wissen, Frau Friebel?«

Ich blickte sie erstaunt an.

»Warum? Weil ich mich dann besser darauf einstellen kann, darum!«

Das verstand sie nun gar nicht.

»Ich weiß nicht, ob ich mit Ihnen darüber reden darf«, wich sie aus. »Reden Sie doch morgen mit dem Chef bei der Visite.«

Wieder eine Ausflucht!

Warum?

Am Nachmittag kam mein Mann.

Ich war im Krankenhaus zur Untätigkeit gezwungen und mußte viel im Bett liegen, denn die Stühle luden wirklich nicht dazu ein, sich außerhalb des Bettes aufzuhalten. Sie waren hart und steif, und man konnte sich als Kranker nicht sehr lange auf ihnen wohl fühlen. Also legte man sich wieder ins Bett und wurde im Grunde danach immer schwächer.

Ich hatte vor einiger Zeit mal ein Kräuterbuch erhalten. Und weil ich ein großer Gegner von Pillen bin, sagte ich zu meinem Mann: »Bring es mir doch mal mit. Dann lese ich nach, ob da etwas für meinen lahmen Darm steht. Ich muß mich fit halten.«

Er brachte es also heute mit.

So lernte ich Maria Treben kennen. Ich verehre sie sehr. So kam ich mit den Schwedenkräutern in Kontakt und bat meinen Mann, mir diese aus der Apotheke zu besorgen. Jetzt wollte ich doch mal sehen, ob ich meinen Darm nicht auch ohne Pillen wieder flottbekam.

Das war erst der Anfang!

★

Chefvisite!

Ich stellte den Chefarzt zur Rede.

Er wollte wieder ausweichen!

»Ich will es endlich wissen. Sie haben mir gestern gesagt, daß ich mich jederzeit mit Fragen an Sie wenden kann. Also was ist jetzt mit dieser Therapie?«

»Nun ja!«

»Bitte erklären Sie es mir so, daß ich es als Laie auch verstehen kann.«

»Nun gut. Es gibt da ein paar Nebenwirkungen. Sie sind aber nicht der Rede wert!«

Wenn ich später an diesen Satz zurückdachte, sah ich jedesmal rot.

»Nicht der Rede wert« war, wenn man gleich die Haare verlor! »Nicht der Rede wert« war, wenn man sich ständig erbrach! »Nicht der Rede wert« war, wenn man vielleicht Magen- oder Nierenblutungen bekam! »Nicht der Rede wert« war, daß man mir alle anderen tausend und abertausend Möglichkeiten verschwieg, die auch auftreten können.

Und nicht der Rede wert war auch, wenn man mir verschwieg, daß der ganze Körper darunter zu leiden hatte! Daß es das Grausamste war, was sich die Medizin ausgedacht hatte! Es ist die reinste Folter!

Nicht nur am Körper, o nein, auch an der Seele.

Zum Anfang dieser Therapie wußte ich nur eins, mir werden die Haare ausgehen.

»Das ist ja nicht so schlimm, Frau Friebel, dann kaufen Sie sich eine hübsche Perücke. Die bekommen Sie sogar von der Kasse erstattet!«

Als wenn das ein Trost wäre!

O Gott, was sollte meine Familie denn noch alles mitmachen? Ein ganzes Jahr lang sollte das dauern.

Ein Jahr lang eine kranke Mutter, eine schwache Frau!

Das war das schlimmste während meiner ganzen schweren Zeit!

Weil man es mir so verharmloste! Weil man mich nicht richtig aufklärte. Das habe ich alles mühsam erlernen müssen.

Ich stand davor und dachte immer wieder, du mußt es tun, denn du willst deine Familie weiter versorgen können.

Dieses eine Jahr wird auch vorübergehen!

So schlimm ist das doch nicht!

Ich sprach mir selbst Mut zu.

Eine Welt brach für mich zusammen. Ich hatte mich schon wieder so gut gefühlt. Und nun dies!

Die nächsten Stunden waren schrecklich. Ich wußte, irgendwie mußte ich auch dies in den Griff bekommen. Ich mußte, denn sonst war ich verloren. Ganz allein auf mich gestellt, mußte ich das bewältigen. Zum ersten Male verließ mich der Lebensmut. Ich hatte nicht mehr die Kraft zum Kämpfen. Ich konnte nicht mehr. Erst die Operation, dann die Kenntnis, es ist wirklich Krebs! Und noch immer nicht genug. Es war sogar so schlimm, daß man noch eine Behandlung draufsetzen mußte.

Doch als ich wieder ruhiger wurde, sagte ich mir die ganze Zeit, der Arzt muß wissen, was er tut. Er kennt sich darin aus. Er will mir nur helfen. Wenn ich das alles über mich ergehen lasse, dann werde ich wieder gesund.

So sprach ich mir selbst Mut zu.

Aber es war so ein erbärmlicher Mut! Er war so hauchdünn, zum Umpusten!

Es tat so schrecklich weh, daliegen zu müssen und zu denken, du bist so krank! So schrecklich krank. Du bist ja nur noch ein Wrack. Warum das alles nur?

Warum?

Ich weiß nicht, wann mir der Gedanke kam, über die Krankheit mal wirklich nachzudenken. Ich weiß es nicht mehr. Man ist einfach zu gefangen. Man muß es bewältigen!

Man muß all das Schreckliche zur Kenntnis nehmen.

Ich lag ganz still im Bett und starrte zur Decke und sagte mir die ganze Zeit, das ist also jetzt dein Leben!

Das Ende?

Dafür hat man also gelebt, sich alles aufgebaut! Dafür?

Krebs!

O mein Gott, dachte ich immer wieder. Ich muß mich in den Griff bekommen, bevor meine Familie kommt. Sie darf nichts von der Tragödie wissen. Sie verkraftet es nicht. Ich muß mich wieder gefangen haben, bevor sie kommt.

Krebs!

Es war, als würde dieses Wort mir meinen Verstand auslöschen. Ich konnte anfangs einfach nicht mehr denken. Ich konnte nichts mehr tun! Gar nichts!

War es das, woran so viele starben? Daß sie sich nicht mehr wehrten? Daß der Schock so tief ging und ihr Lebensmut sofort erlosch? Sie setzten nichts mehr dagegen. War es das?

Ich habe mein ganzes Leben lang kämpfen müssen. Immer nur kämpfen, kämpfen. Alles habe ich durch Kampf erobern müssen. Von klein auf! Wenn man mit einem Gebrechen auf die Welt kommt und will sich behaupten, dann muß man lernen zu kämpfen. Ich war seit meiner Geburt mit einer Krankheit behaftet, die keinen Namen hat!

Ich habe deswegen mehrere Operationen über mich ergehen lassen müssen. Damals hieß es immer: »Wir versuchen unser möglichstes. Wir wollen alles tun, um Ihnen zu helfen. Aber wir können nichts versprechen. Gar nichts. Sie müssen das verstehen!«

Und andere sagten zu mir: »Du bist verrückt, warum tust du das? Woher nimmst du den Mut, es doch zu wagen?«

»Ich muß es einfach, ich will es«, sagte ich immerzu.

Und ich schaffte es.

Ich gab einfach nicht auf!

Und jetzt stand ich wieder an einem Scheideweg.

Wieder Kampf?

Gegen Krebs? Lohnte es sich, dagegen zu kämpfen?

Ganz langsam kam mein Verstand wieder zurück. Ich sah mich als dritte Person. Ganz emotionslos sah ich das Geschehen.

Nun gut, sagte ich mir in diesem Augenblick. Du hast also Krebs! Was ist das? Abartige Zellen. Sie wuchern und vermehren sich. Du hast einen Knoten in der Brust und in den Achselhöhlen gehabt.

Positives?

Man hat sie herausgeschnitten, diese abartigen Zellen.

Gut, fertig!

Die sind wir schon mal los.

Was hat der Doktor gesagt? »Es sind noch Metastasen im Blut. Abwanderungen sozusagen. So winzig, daß man sie nicht sehen kann. Aber nach der Größe des Knotens und der Entwicklung müssen wir davon ausgehen. Die Erfahrung lehrt es auch. Die Metastasen müssen wir jetzt vernichten.«

Ich habe also Angst vor einer Sache die so winzig ist, daß man sie noch nicht mal erkennen kann!

Lächerlich!

Dumm ist das von mir. Wegen so einer winzigen Sache soll ich aufgeben?

Mein Körper besteht aus vielen Billionen Zellen. Und ein paar spielen verrückt. Warum? Weiß der Teufel. Und deswegen soll ich mich aufgeben? Die Flinte ins Korn werfen und still hier verharren und auf den Tod warten?

Ich biß die Zähne zusammen.

Und jetzt kam der Zorn über mich!

Ein großer, gewaltiger Zorn!

»Nein«, sagte ich laut zu mir. »Niemals! Ich bin doch

nicht verrückt. Ich habe doch wegen so einer kleinen Sache keine Angst. Nie und nimmer. Der Krebs wird sich noch wundern. Ich werde ihm den Kampf ansagen. Er hat sich den falschen Körper ausgesucht.

Nicht mit mir!«

Das wäre doch gelacht!

Er soll sich zeigen, der Feind! Groß und stark, dann habe ich auch Angst vor ihm. Aber nicht wegen so einer Bagatelle!

Nie und nimmer!

Noch lebe ich!

Ich habe viele, viele Billionen gesunder Zellen. Und die werden mir helfen. Müssen mir einfach helfen!

Damit ich auch ja nicht den Kampf wieder aufgab, setzte ich mich sogleich hin und schrieb meinem Verleger in diesem Sinne einen Brief. Ich erklärte ihm klipp und klar, so und so, aber ich würde mich nicht unterkriegen lassen. Das wäre doch gelacht. Ich hätte schon ganz andere Dinge geschafft! Mit mir nicht!

Ich schickte den Brief sofort ab.

Und merkwürdig, danach wurde mir ganz wohl! Jetzt durfte ich nicht mehr aufgeben! Nein, jetzt nicht mehr!

Ich hatte es zu Papier gebracht. Ich werde kämpfen. Wenn ich aufgab, würde man mich daran erinnern. Ich wußte es!

So, das war geschafft!

Ich hatte mir meinen Fluchtweg abgeschnitten. Dorthin, in die Angst und Mutlosigkeit und Erstarrung, dorthin hatte ich mir den Weg selbst versperrt. Der war weg. Aus! Vorbei!

Vorwärts!

Ich war wieder ganz gelassen.

Als dann meine Familie kam, erzählte ich von dem Ergebnis des Arztes. Erklärte aber auch, es würde eine harte Sache werden. Aber weil ich es so gelassen aussprach, bekamen sie keine Angst. Warum sollten sie denn auch? Sie kannten mich ja. So etwas würde ich schon packen. Warum sollten sie sich ängstigen?

Sie ahnten ja gar nichts!

Ich leider auch nicht.

★

Ich wußte also über mich Bescheid.

Jetzt hieß es, der Krankheit den Kampf ansagen! Mit allem, was mir zu Gebote stand.

Zuerst einmal war es wichtig, daß ich meinen Körper stählte. Ihn fit erhielt. Denn er hatte ja in Zukunft sehr Schweres vor sich. Ich mußte ihm also beistehen, unterstützen.

Bei der nächsten Visite des Arztes fragte ich ihn also: »Sagen Sie mal, gibt es denn da keine Diät oder dergleichen? Ich habe schon mal einiges darüber gelesen. Aber nur am Rande. Damals hat es mich ja noch nicht so interessiert.«

Und jetzt erhielt ich eine sehr merkwürdige Antwort.

»Ach, das ist doch alles Quatsch! Das hilft wirklich nicht. Die reden viel in der Presse, wenn der Tag lang ist. Nein.«

Ich bohrte nochmals weiter.

»Wirklich nicht?«

Dann bekam ich so am Rande erwähnt, aber auch wirklich nur so am Rande: »Ich habe *mal gehört*, daß Rote Bete was nützen soll. Aber wie gesagt, ich habe es nur mal gehört. Mehr kann ich Ihnen nicht darüber sagen.«

Dann tätschelte er mir die Hand, lächelte mich an und meinte: »Wir machen das schon alles richtig. Nicht wahr! Wir machen die Therapie und dann ist alles in Ordnung.«

Ich war so verblüfft, daß ich keine Worte fand.

Als er aus dem Zimmer war, dachte ich, das gibt es doch nicht! Das muß ein Irrtum sein.

Es sei alles nur Quatsch?

An der Krankenhauskost hatte ich sehr viel auszusetzen. Nicht nur, daß sie wirklich nicht dafür geeignet war, die Verdauung eines bettlägerigen Menschen zu regulieren. Im Gegenteil, es gab weißes Brot, viel Zucker, durchgekochtes Gemüse und Kost ohne alle Spurenelemente und Ballaststoffe. Kein Obst, oder wie gesagt, auch fein gekocht!

Ich dachte mir, das ist nicht mal für einen Gesunden eine gute Kost. Das halte ich nicht lange durch, das geht einfach nicht.

Rote Bete!

Nun ja, also schon mal ein kleiner Wink!

Die konnte ich hier nicht essen, weil ich sie gar nicht bekam. Nicht ein einziges Mal in den fünf Wochen, die ich im Krankenhaus verbringen mußte.

Sie sollten möglicherweise helfen!

Aber hier bekam man geradezu unentschuldbar eine Überfülle chemisch behandelter Lebensmittel, von denen manche Konservierungsmittel und Farbstoffe enthielten, Weißbrot und Brötchen aus gebleichtem Mehl.

Wie konnte ich das ändern?

Ich spürte instinktiv, daß ich mein Leben wieder so einrichten mußte, wie ich es vor dem Klinikaufenthalt geführt hatte. Ja noch mehr! Ich mußte meinen Körper ja stählen.

Also ließ ich mir durch meinen Mann zuerst einmal Karotinkapseln besorgen. Sie enthalten sehr *viel Vitamin A*. Man bekommt sie in jeder Drogerie. Davon nahm ich dann jeden Morgen eine Kapsel.

Und meinen Schwedenbitter nahm ich ja regelmäßig für meine Verdauung und hatte damit überhaupt keine Probleme mehr. Ich fühlte mich auch noch sehr gut dabei.

Natürlich erzählte ich weder dem Arzt noch dem Personal etwas davon. Sie würden mich nur auslachen und es als sinnlos erachten. Soweit war ich langsam mit meiner Einstellung gekommen. Alles, was nicht so gemacht wurde, wie man es in diesem Hause guthieß, war unnütz. Also warum sich deswegen mit den Leuten anlegen?

Mir taten die Sachen gut, also nahm ich sie pünktlich ein.

Jeder Besucher war jetzt dazu angehalten, wenn er mir schon was mitbringen wollte, dann Säfte und frisches Obst. Mein Mann brachte mir täglich davon mit. Ich aß es in rauhen Mengen und versuchte, von der Krankenhauskost möglichst wenig zu essen.

Ich machte in meinen Augen recht gute Fortschritte. Auch mit der Narbe und allem, was damit zusammenhing.

Ich stand jeden Tag des öfteren auf und ging im Zimmer spazieren. Es war sehr wichtig, daß man sich fit hielt. Auch dazu wurde man nicht ermuntert. Reize bekam man in dieser Hinsicht auch nicht. Aber ich versuchte es, und sobald es mir ein wenig besser ging, spazierte ich auch auf den langen Gängen herum.

Diese Wege taten mir gut. Auch wenn sie langweilig waren. Sehnsüchtig blickte ich in den weitläufigen Park. Doch ich lag hier oben im vierten Stock. Das würde ich noch nicht schaffen.

Aber ich nahm es mir fest vor.

Das war mein nächstes Ziel!

Es ist wichtig, daß man sich stets ein Ziel setzt. Darauf muß man hinarbeiten. Nur immer ein kleines Stück weiter, und wenn man zielstrebig ist, dann schafft man es auch. Und man ist froh, es noch zu können. So peitscht man sich selbst vorwärts.

Drei Tage lang hatte ich meinen Humor verloren. Ich war

wie gelähmt gewesen und sprach auch kaum etwas. Aber nachdem ich mich sozusagen selbst aus dem Sumpf gezogen hatte, der schon dabei gewesen war, mich in die Tiefe zu ziehen, kehrte auch wieder mein Humor zurück.

Es war sehr wichtig, unendlich wichtig, daß ich ihn wiederbekam.

Auch darin sollte ich eine merkwürdige Feststellung in dieser Klinik machen.

Sie verblüffte mich unendlich.

Eine soeben operierte Krebspatientin mit Humor hatte es wohl noch nie gegeben. Oder, wie man mir später einmal zögernd erklärte: »Ja, hier war schon mal eine Dame, die war wie Sie und ließ sich einfach nicht unterkriegen. Sie war zu bewundern.«

Aber das sagte man mir erst später.

Daß ich wieder Humor hatte, nicht jammerte, sondern mit den Schwestern meinen Spaß trieb und lustige Geschichten erzählte und nicht heulte und stöhnte, das war wohl unnatürlich.

Kurz nach der Mitteilung, daß ich mich noch einer Behandlung unterziehen müsse, erklärte man mir bei der Visite:

»Sie müssen sich einfach fallenlassen, Frau Friebel. Das ist nicht gut, was Sie jetzt machen. Glauben Sie mir, Sie müssen sich ganz fallenassen. Das tut sehr gut. Sie müssen sich richtig gehenlassen. Wir haben Verständnis dafür. Glauben Sie mir. Wir sehen das nicht gerne. Sie müssen sich entspannen.«

Ich blickte sie lachend an und meinte: »Aber ich bin ganz natürlich. Ich bin ganz entspannt. Ich bin ganz gelassen. Was soll ich denn noch mehr?«

Besorgt sah man mich an.

»Nein, nein, das ist alles so verkrampft. Wir verstehen ja

Ihre Situation. Wirklich. Sie brauchen sich deswegen nicht zu schämen. Sie müssen das überwinden. Es ist nicht gut!«

Ich war vielleicht dumm, aber ich verstand einfach nicht, was sie von mir wollten!

Sie waren sehr um mich bemüht. Besonders die Nonne wollte es mir leichtmachen. Sie besonders! Sie war bezaubernd auf ihre Art und Weise. Anfangs mochte ich sie nicht, doch wir freundeten uns sehr bald an.

Sie kam immer wieder in mein Zimmer und sprach mit mir. Sie nahm sich sehr viel Zeit für mich. Das sah ich ja alles ein und fand es auch gut. So wie ich mich auch über die anderen Schwestern in keiner Weise beklagen konnte. Sie gingen sehr auf mich ein.

Nur verstanden sie meinen Humor nicht.

Dafür verstand ich sie nicht.

Doch sehr bald sollte ich alles begreifen, ich meine, wie die anderen mich sahen, was mich eigentlich noch viel mehr verblüffte.

Da ich ein Telefon direkt neben meinem Bett stehen hatte, wurde ich oft angerufen. Unter anderem auch von meiner Mutter, meiner Schwiegermutter und von vielen anderen Bekannten auch.

Ich freute mich immer, wenn ich angerufen wurde, war es doch eine Unterbrechung in dem langweiligen Alltag des Krankenhauslebens. Und ich unterhielt mich gern. Und ich hatte auch immer etwas zu erzählen. Nicht von meiner Krankheit. Das war langweilig. Was gab es da auch schon groß zu erzählen? Ich war doch noch nicht tot, ich wollte an dem Leben da draußen weiter teilhaben und wollte alles wissen, denn ich gedachte ja, selbst bald wieder »draußen« zu sein. Also erzählte und fragte ich sehr viel und hatte Spaß an der Sache.

Und wie war die Reaktion auf der anderen Seite?

Mutter und Schwiegermutter waren entsetzt!

Sie sprachen im wehleidigen Ton mit mir und verstanden es nicht, daß ich es nicht wollte. Mitleid, du liebe Güte, das war ja noch langweiliger. Und warum denn auch Mitleid? Ich würde es schon packen. Ich sagte es ihnen auch.

»Hört mal, diese Sache ist keine Katastrophe, versteht ihr? Das krieg ich schon wieder in den Griff. Und nun erzählt mir mal . . .«

»Aber Gisela, Gisela, so darfst du nicht reden. Und du darfst nicht so viel Spaß machen und so viel lachen, nein Gisela, du hast doch eine so schwere, schreckliche Krankheit, wirklich!«

Ich war sprachlos. Und das soll bei mir wirklich was heißen.

»Wie bitte?«

»Aber du bist so schrecklich krank, wie kannst du da alles nur so lustig nehmen. Das ist nicht gut!«

»Das ist nicht gut?« echote ich verblüfft.

»Nein, ganz und gar nicht. Es ist eine furchtbar ernste Sache, wirklich. Glaube mir. Darüber spaßt man einfach nicht.«

Langsam packte mich der Zorn.

»Darüber spaßt man nicht?«

»Nein, laß es dir gesagt sein!«

»Zum Donnerwetter«, fuhr ich sie an, »soll ich vielleicht den ganzen Tag hier im Bett liegen und heulen? Ist euch das lieber?«

Jetzt war Stille am anderen Ende.

»Nein, das natürlich auch nicht.«

»Verflixt und zugenäht. Was wollt ihr dann?«

»Du mußt die Sache nur ernster nehmen!«

»Ach so. Und dann werde ich schnell gesund?«

»Aber Gisela, du verstehst mich immer noch nicht!«

»Nein, ich verstehe dich immer noch nicht, verdammt, ich will meinen Humor behalten. Verstehst du. Es macht mir nämlich Spaß, verstehst du. Wenn ich ein Hypochonder wäre, dann wäre ich jetzt schier glücklich, endlich eine richtige Krankheit zu haben. Aber sie ist mir wurscht, verstehst du mich?«

Dann die jammernde Stimme am anderen Ende.

»Ich glaube, du hast noch gar nicht begriffen, wie schwer krank du bist?«

Das war zuviel und ich knallte den Hörer auf die Gabel.

»Mein Gott«, schimpfte ich vor mich hin. »Ist es das? Ich gebe also ein falsches Bild ab. Verflixt, sind die Besucher deswegen so verunsichert?«

Sie kamen alle so vorsichtig ins Zimmer und haben einen so seltsamen Ausdruck im Gesicht. So verstört, so verlegen, so komisch! Viele kamen erst gar nicht!

O ja, auch darüber sollte ich später aufgeklärt werden, indem man sich anhaltend bei mir entschuldigte und mir zu erklären versuchte, warum man mich nicht besuchen gekommen war. »Wissen Sie, Frau Friebel, ich hab' einfach nicht gewußt, wie ich mich verhalten soll. Als ich von Ihrer Krankheit hörte, war ich so tief erschrocken und geschockt. Es ist ja so furchtbar. Ich wußte einfach nicht, was ich tun, wie ich mich verhalten sollte. Verstehen Sie das? Es ist so wie bei einem Trauerfall, da fühlt man sich ja auch so hilflos.«

Das sagte man mir viele Monate später zur Begründung.

Alle anderen, die kamen, waren nach wenigen Augenblikken erleichtert, die »alte« Gisela wieder vorzufinden. Sie alle hatten einfach Angst gehabt! Sie glaubten also, ich sei unter der Last der Krankheit zusammengebrochen. Wie sollte man sich nur verhalten? Trösten konnte man ja nicht! Es war doch eine so schreckliche Krankheit.

Ein guter alter Freund rief mich oft abends an, wenn die ganze Station schon fast im Schlaf lag. Und dann redeten wir stundenlang. Auch von ihm erfuhr ich: »Das bist nicht du, du tust ja nur so, als würde es dir nichts ausmachen. Ich verstehe ganz genau, es ist nur Galgenhumor. Du kannst mir nichts vormachen. Dazu kenne ich dich viel zu gut.«

Zum Teufel, ich war ich!

Ich hatte keinen Galgenhumor!

Begriffen sie das denn nicht?

Es gab eigentlich nur zwei Menschen, die mich wirklich verstanden. Die begriffen, daß ich den Kampf aufgenommen hatte und mich nicht unterkriegen lassen würde, die wie sonst waren und auch ihren Spaß mit mir machten, wenn sie mich anriefen. Wo sich also nichts, aber auch gar nichts verändert hatte. Das waren mein Verleger, dem ich an dieser Stelle noch einmal dafür danken möchte, und meine Lektorin. Sie beide haben mir durch ihre Anrufe und daß sie akzeptierten, daß für mich alles so weiterging wie bisher, unendlich viel geholfen. Sie selbst haben es wohl gar nicht begriffen. Aber für mich waren diese zwei Menschen sozusagen der bekannte Strohhalm.

Bei ihnen durfte ich »normal« bleiben!

Das war so erfrischend.

Ein wenig später dann auch bei meinem Mann und meinen Kindern. Aber die mußten ja erst einmal den Schock überwinden.

Ich möchte hier nochmals betonen: Ich habe nur ganz kurz unter Schock gestanden. Nur die Zeit, als ich wie gelähmt die Nachricht über mich ergehen lassen mußte. Und ich möchte nochmals betonen, sobald man sich wirkliche Gedanken über seine Krankheit macht, sie sozusagen als Außenstehender betrachtet, verliert sie sehr viel von der Schärfe. Man überblickt alles ganz klar und emotionslos.

Man findet sich damit ab!

Und ich behaupte felsenfest, wenn man sich mit etwas abgefunden hat, kann es nicht mehr erschrecken. Man weiß darum, akzeptiert es, fertig aus. Man regt sich nicht mehr darüber auf. Man lebt weiter!

Aber damit war dieses Kapitel ja noch nicht vorbei.

In dem Krankenhaus machte man sich Sorgen um mich!

Ich war in ihren Augen also unnatürlich! Anstatt sich darüber zu freuen, daß ich weder jammerte noch klagte, fand man mich unnatürlich.

Sie besaßen in meinen Augen also gar keine Menschenkenntnisse. Ich spüre sofort, ob sich jemand natürlich gibt oder nicht.

Na ja, man wollte mir helfen!

Man glaubte, wenn ich mich richtig fallenlassen würde, dann würde es mir besser gehen!

»Sie müssen sich vollkommen beruhigen, ganz gelassen werden. Nicht verkrampfen. Das ist sehr wichtig, Frau Friebel, glauben Sie mir.«

Ich weiß nicht, wie oft ich es zu hören bekam.

Lange Zeit überhörte ich es.

Man verstand mich nicht.

Ich konnte nichts daran ändern.

Außenstehende waren also der festen Ansicht, mich besser zu kennen, als ich es tat. Das war schon ein merkwürdiger Zustand. Er belastete mich zunehmend.

Denn ein wirkliches Gespräch kann dabei nicht aufkommen. Man wird nicht für glaubwürdig erachtet.

Ich verstand es erst nicht und zerbrach mir über diese Sache den Kopf. Ich war doch nicht inzwischen auch noch verrückt geworden? Schließlich mußte ich persönlich doch nun wirklich wissen, ob ich es nur vortäuschte oder natürlich war?

Auch hierbei half mir lange Zeit niemand.

Bis ich Kontakt mit anderen Krebskranken bekam. Und dort erfuhr ich dann folgendes: »Sie zählten mir ähnliche Reaktionen auf. Und dann sagte eine zu mir: »Mein Gott, ich mag mich bei uns im Dorf schon gar nicht mehr sehen lassen.«

»Aber wieso denn nicht?«

»Es ist mir so peinlich. Verstehen Sie das denn nicht?«

Ich konnte es noch nicht verstehen, da ich ja noch nicht draußen gewesen war.

»Ich spüre ganz deutlich, daß man über mich spricht, und wenn man mich dann sieht, ja, wie soll ich das erklären, ich habe dann ein richtig schlechtes Gewissen.«

»Wie bitte? Warum denn das?«

»Nun ja, sie sehen mich so seltsam an. Vielleicht bin ich nicht hinfällig genug?«

Mir fiel es in diesem Augenblick wie Schuppen von den Augen.

Das war es also!

Warum hatte ich nicht gleich daran gedacht! Überall spricht man von Krebs. Im Fernsehen, in der Presse, überall. Jeder weiß also Bescheid. Man spricht erschrocken über diese Sache! Und vor allen Dingen ist man immer heilfroh, daß man selbst nicht der Betroffene ist. Spricht jemand von anderen Erkrankten, wie ist dann die Reaktion?

»Ach der arme Mensch. Nein, wie tut er mir doch leid. Das gibt es doch nicht. Aber davon habe ich noch gar nichts gewußt. Das ist ja furchtbar. Die arme Familie!«

Ich ballte die Hände vor Zorn.

So muß man früher über die Pestkranken gesprochen haben, dachte ich unwillkürlich.

Krebs bedeutet Tod! Krebs bedeutet schreckliche Schmerzen. Krebs bedeutet Untergang, aus, vorbei!

Alle wissen es und darum bekommt jeder Kranke, dem man eröffnen muß, ja auch oft den tödlichen Schock eingeimpft, wenn man ihm die Mitteilung machen muß: »Sie haben Krebs!«

Ich also war auch so eine!

Und ich war trotzdem fröhlich!

Das ging doch nicht mit rechten Dingen zu. Also gab es nur zwei Möglichkeiten bei mir. Entweder wußte ich es noch nicht, was auch sehr schlimm war. Denn wer sollte dem armen Luder bloß die Mitteilung machen? Oder aber, ich begriff gar nichts. Ich wußte also gar nicht, wie schrecklich krank ich war!

Nur diese zwei Möglichkeiten gab es, punktum.

Daß ich sehr wohl alles wußte, mir klar über meine Lage war und trotzdem fröhlich war, nein, das ging nicht mit rechten Dingen zu. Das durfte einfach nicht sein.

Wie hatte sich die Nonne ausgedrückt: »Ja, wir hatten schon mal eine Frau hier auf der Station. Die ließ sich auch nicht unterkriegen. Die war wie Sie!«

Und was äußerte mein Arzt in dieser Beziehung?

»Ja, ich habe mir sagen lassen, wer es gefaßt aufnimmt, der soll eine Chance haben. Er soll es besser verkraften können.«

Zum Teufel noch mal, sie sollten endlich begreifen, daß ich weder spielte noch sonst etwas!

Ich war die alte Gisela geblieben!

Trotz meiner Krankheit! Der hatte ich ja den Krieg angesagt.

Bis man es mir wirklich glaubte, sollten noch etliche Tage vergehen.

★

Ich habe schon mal erwähnt, daß ich während meines Krankenhausaufenthaltes das Buch von Maria Treben »Gesundheit aus der Apotheke Gottes« in die Hände bekam. Und daß ich daraus auch den Hinweis mit dem Schwedenbitter entnahm, der mir dann so guttat.

Im Krankenhaus selbst gab es auch eine Bücherei, und ich lieh mir nur humorvolle Bücher. Zehn Stück pro Woche. Und doch hatte ich Stunden, wo ich nichts mehr zu lesen hatte. So blätterte ich denn wieder im Buch von Maria Treben. Und dort stieß ich auf etwas, das mir die Luft wegtreten ließ. Da las ich also unter »Tumore«: »Pfarrer Kneipp weist in seinen Schriften darauf hin, daß Zinnkraut jeden gut- oder bösartigen Tumor zum Stillstand bringt und ihn langsam auflöst. Ich konnte mich davon selbst überzeugen. Warum finden Pfarrer Keipps Schriften so wenig Beachtung?

Meine Beobachtungen lassen erkennen, daß Zinnkraut-Dunstumschläge bei allen Tumoren am besten helfen. Man nimmt eine gute Doppelhand voller Zinnkraut, legt die Kräuter in ein Sieb und hängt es in einen Topf mit kochendem Wasser. Das gedämpfte, weich gewordene und heiße Zinnkraut wird zwischen ein Leinentuch gegeben und dort aufgelegt, wo der Tumor, die Geschwulst, das Geschwür, die Zyste, das Adenom, Melanom, Papillom oder Hämatom sich befindet. Bei ganz schweren Erkrankungen beginnt man bereits morgens mit der Auflage im Bett und läßt sie zwei Stunden auf der kranken Stelle liegen. Nachmittags wird die Auflage ebenfalls zwei Stunden im Bett wiederholt, um nochmals über Nacht die Auflage zu erneuern. Es heißt dunsten und sich warm halten! Das gleiche Zinnkraut kann man drei- bis viermal benützen. Mittags legt man vier Stunden lang einen Schwedenkräuter-Umschlag auf. Die Stelle muß vorher mit Ringelblumensalbe eingestrichen werden. Mit diesem Umschlag kann der Kranke zu Hause umhergehen oder sitzen. Nach Abnahme des Umschlags wird die Haut gepudert, um keinen Juckreiz aufkommen zu lassen.

Innerlich wird morgens eine halbe Stunde vor dem Frühstück und abends eine halbe Stunde vor dem Nachtmahl je eine Tasse Zinnkraut-Tee, tagsüber eineinhalb bis zwei Liter Tee von einer Kräutermischung aus 300 g Ringelblume, 100 g Schafgarbe und 100 g Brennessel getrunken.

Ich starrte zur Decke, konnte das Gelesene einfach nicht glauben.

Das ist ja ein dicker Hammer, dachte ich mir. Das gibt es doch nicht! So einfach soll das sein? Nein und nein, es geht einfach nicht an. Das ist Blödsinn.

Aber ich las weiter. Alles, was ich darüber in dem Buch finden konnte, las ich. Ich las das Buch von vorne und hinten und bekam rote Ohren. Ich konnte gar nicht aufhören zu lesen.

Als ich es durch hatte, war mein erster Gedanke, es ist die erste Schrift, die mir in die Hände fällt, die mir Mut und Zuversicht signalisiert.

Ich wurde ganz tief drinnen ruhig und gelassen. Es war ein wunderschönes Gefühl!

Ich hatte einen Strohhalm entdeckt.

Etwas wußte ich sofort. Darüber konnte ich außer mit meiner Familie mit keinem Menschen sprechen. Man würde mich dann sofort für verrückt halten. Das Risiko wollte ich erst gar nicht eingehen. Ich würde mich sofort der Lächerlichkeit preisgeben.

Hielt man in dieser Klinik doch nicht mal was von gezielter Ernährung, geschweige von solchen Dingen.

»Mein Gott«, murmelte ich vor mich hin. »Wenn es das wirklich ist, dann . . .« O Gott, ich durfte gar nicht weiter darüber nachdenken, denn dann würde ich ganz sicherlich den Verstand verlieren.

Wenn es wirklich diese Möglichkeit gab! Und mich hatte man so grausam verstümmelt.

Nein und nein!

Ich durfte mein Gehirn mit solch dummen Gedanken einfach nicht vergiften.

Nein, und nochmals nein!

Aber dann las ich folgendes in dem Buch: »Frau Treben hat es verstanden, viele Menschen auf die Heilkräuter aufmerksam zu machen. Ich selber habe Brustkrebs-Lungenmetastasen und lebe nach drei Jahren immer noch und versorge meine fünfköpfige Familie. Sehr viel verdanke ich den empfohlenen Tees neben der gesunden Ernährung nach Dr. Kuhl. Vor drei Jahren gab man mir noch wenige Monate zu leben.«

Eine andere Frau schrieb: »Ich selbst leide seit über acht Jahren an Brustkrebs, der Metastasen in den Knochen auslöste. Seit einem Jahr trinke ich Brennessel- und Ringelblumentee, verwende Schwedenbitter und Ringelblumensalbe. Diese angeführten Kräuter haben mir große Erleichterung gebracht.«

In diesem Augenblick stand die Welt für mich still.

Dieses Buch war über 4½ Millionen Mal erschienen.

Warum dieser grandiose Erfolg?

Ein Buch über Kräuter!

Eines wußte ich jetzt sofort mit absoluter Bestimmtheit, es hatte in mir etwas geweckt. Den Glauben an Heilung und Zuversicht. Das hatte bis jetzt keiner geschafft!

Pfarrer Kneipp war eine anerkannte Persönlichkeit. Das hatte ich mal irgendwo gelesen. Mehr wußte ich noch nicht über ihn. Und hier tauchte jetzt auch der Name wieder auf.

Ich wurde furchtbar erregt.

Aber dann dachte ich ganz nüchtern, nun ja, ich habe die Brust weg. Also mit Umschlägen ist da nichts mehr zu machen. Wenn ich das bloß früher gelesen hätte!

Wenn, wenn, wenn!

Der zweite Gedanke war, ich muß mich der Chemotherapie unterziehen!

Frau Treben spricht in ihrem Buch von einem Tee, der helfen soll!

Wenn, so sagte ich mir, ich es jetzt doppeltgemoppelt mache? Also eine Naht zweimal nähe? Da muß es doch gut ausgehen! Wenn ich die Therapie mitmache (zu dem Zeitpunkt war ich ja noch so fest davon überzeugt, das wirklich einzig Richtige zu tun) und das andere so nebenbei anwende, muß das Ganze doch ein Erfolg werden.

Rote Bete, der Tee, ja und dann erfuhr ich noch etwas. Löwenzahn sollte sehr gut sein. Nicht für Krebs, nein, man erzählte sich, für die Frühjahrskur und überhaupt. Kräuter und Gemüse sowie Obst waren ja schon sehr wichtig für meine Ernährung.

Also, dann wollte ich mal die Sache in Angriff nehmen.

Ich hatte meiner Krankheit ja den Krieg erklärt.

Ich sollte also am Tage an die zwei Liter Tee trinken, meinen Körper also buchstäblich mit Tee überschwemmen. Wenn sich da eine Krankheit noch wohl fühlt, also, dann weiß ich es auch nicht mehr.

Nebenbei sollte ich dann noch etwas anderes ins Rollen bringen.

Eine sehr angenehme Nebenwirkung.

Ich war so hochgradig erregt über meine Entdeckung, daß ich einfach mit jemandem darüber reden mußte!

Ich erzählte meinem Mann davon!

Er war wie ausgewechselt.

Nicht mehr so erstarrt. Der Schock fiel von ihm ab. Denn

jetzt gab es etwas, was man tun mußte. Er konnte mir helfen. Ich brauchte seine Hilfe.

Schon aus diesem Grunde wollte ich alles tun, was Frau Treben in ihrem Buch vorschlug. Meine Familie stand jetzt nicht mehr abseits. Nein, sie hatte eine Aufgabe erhalten. Ich brauchte sie zum Sammeln.

»Ich werde es besorgen. Du wirst alles bekommen«, sagte mein Mann.

Auch meine Kinder waren davon angetan. Ich erzählte nun ausführlich von dem Buch. Es war für sie glückbringend. Da gab es jemanden, der schrieb, daß Krebs gar nicht so schlimm war. Sie sogen die Worte in sich hinein und klammerten sich daran fest.

Mit den Kräutern würde ich es packen. Das war eine Heilsbotschaft.

Besuchern erzählte ich auch davon und sogleich erklärten sich einige bereit, die einen Garten besaßen, für mich ungespritzte rote Bete zu ziehen.

»Du kannst dich auf mich verlassen. Ich werde dafür sorgen. Gleich morgen werde ich sie säen.«

Man hatte Wort gehalten. Ich sollte in Zukunft immer welche bekommen.

Ein tiefer Friede kehrte bei uns wieder ein. Es war ja gar nicht so schlimm!

Wir würden es gemeinsam packen.

Ich muß gleich an dieser Stelle aber doch erwähnen, daß ich persönlich nicht fest davon überzeugt war. Ich weiß auch nicht, warum. Aber ich sagte mir immer und immer wieder, gerade die Krebsforschung erhält viele Millionen Mark.

Jedes Land forscht auf seine Weise danach, um endlich Herr über diese Krankheit zu werden. Es gibt so viele Wissenschaftler und Institute, die daran arbeiten, und jetzt soll eine einfache Frau die Lösung gefunden haben? Oder zumindest ein Mittel, das nicht so schreckliche Nebenwirkungen hat? Es soll heilen, ohne viel Schmerzen zu verursachen?

Ich war viel zu sehr Verstandesmensch, um es wirklich zu glauben.

Ich konnte es einfach nicht!

Und doch war es zugleich wie ein Strohhalm. Meine Familie glaubte fest daran und das allein zählte. Wenn ich mich auch keinen Illusionen hingab. Ich habe keine Sekunde daran gezweifelt, daß ich wirklich ernsthaft erkrankt war. Für mich galt einzig und allein, es meiner Familie leichtzumachen. Das allein zählte. Und sie war jetzt nicht mehr so geschockt.

Nur mein kleiner Sohn ließ sich noch immer nicht beirren. Er sprach kaum mit mir. Ich spürte seine tiefe Verstörtheit, und das ging mir besonders nahe. Ich lag hier und konnte ihm nicht helfen. Er hatte eine Wand um sich aufgebaut und ließ keinen an sich heran.

Gleich ein paar Tage später besorgte mein Mann auch schon die Teemischung, die angegeben worden war.

»Hier kann ich sie nicht trinken, aber sobald ich daheim bin, werde ich es machen.«

»Bei uns werden jetzt keine Unkräuter mehr entfernt. Wir haben genug Brennesseln und Löwenzahn im Garten. Da können wir sichergehen, daß sie nicht gespritzt sind.«

Um es mir besonders leichtzumachen, erklärte sich meine Familie bereit, alles mitzumachen.

»So fällt es dir leichter.«

Wir wollten jetzt alle gesund leben! Wenn es das war! Nun, sagte ich mir, schaden kann es nicht. Also versuchen wir es mal.

Weil ich immer sehr viel Zeit hatte und nicht schreiben konnte, las ich, und so las ich auch weiter in dem Buch von

Frau Treben. Irgendwie ließ es mich jetzt nicht mehr los. Unter anderem las ich auch, wie leicht es doch sei, Schuppen zu entfernen. Brennesselwurzeln in eine Flasche stopfen, mit 38%igem Alkohol auffüllen, zehn Tage in die Sonne stellen und fertig.

Ich wies meinen Mann an, es zu tun. Und siehe da, ich, die ein ganzes Leben immer sehr unter Schuppen litt, hatte keine mehr, nachdem ich kaum zehn Tage damit meine Kopfhaut eingerieben hatte!

Ich war sprachlos, hielt es aber noch für einen Zufall.

All diese Tätigkeit hatte mich ziemlich ausgeglichen gemacht. Meine Gesundheit war auch wieder so weit hergestellt, daß ich im Park spazierengehen konnte. Wäre diese leidige Chemotherapie nicht gewesen, hätte ich längst das Krankenhaus verlassen können. Aber die erste Spritze sollte achtzehn Tage nach der Operation gesetzt werden und danach sollte ich dann zwei Wochen zur Beobachtung bleiben.

Nun denn, auch das würde ich überstehen.

Ich fühlte mich sehr gestärkt und fit.

★

Die tägliche Visite.

Der Chefarzt starrte auf mein Krankenblatt.

»Soweit ist ja alles ganz gut.«

Er blickte mich an.

»Wir müssen Sie vor der Chemo noch sterilisieren, Frau Friebel.«

»Wie bitte?«

»Ja, das ist unbedingt notwendig. Verstehen Sie! Gleich morgen werden wir das erledigen.«

Ich blickte ihn an und sagte: »Nein danke!«

Darüber war er sehr erstaunt. Ich glaube, ich war eine der wenigen Patienten, die es wagen, auch mal nein zu sagen.

»Aber Frau Friebel, verstehen Sie denn nicht? Es muß sein, es ist sehr wichtig. Das müssen wir erledigen, verstehen Sie!«

So dumm war ich nun auch wieder nicht. Ich begriff eines sofort: diese Sache hatte mit meiner Krankheit nichts zu tun. Gar nichts!

»Warum?«

»Wir können nicht riskieren, daß Sie während der Zeit, es handelt sich schließlich um ein Jahr, schwanger werden.«

»Ach, darauf kann ich Ihnen mein Wort geben, das werde ich ganz sicher nicht.«

»Darauf können wir uns nicht verlassen«, wurde mir gesagt.

Der Arzt wandte sich zum Gehen.

»Wir reden am Nachmittag noch darüber.«

Ich blieb zurück.

Ich war zu diesem Zeitpunkt zweiundvierzig, mein Sohn war elf Jahre alt. Also konnte man mir diese Entscheidung sehr wohl zumuten. Wenn ich sage, ich werde nicht schwanger, dann werde ich auch nicht schwanger. Ich wußte aber, wenn ich mich morgen dieser Sache unterziehe, daß es dann aus mit mir ist, ich meine, daß ich dann längst nicht mehr so fit für die Chemo bin. Darauf hatte ich aber die ganze Zeit hingearbeitet.

Galt das nichts?

War das denn jetzt im Augenblick nicht sehr viel wichtiger?

Aber ich sollte mich irren.

Dann kam die Nonne und erklärte mir: »Frau Friebel, wenn der Chef das sagt, dann ist es wirklich sehr wichtig. Und es ist doch auch eine sehr kleine Operation. Sie gehen kein Risiko ein.«

»Narkose bleibt Narkose und Schmerzen bleiben Schmerzen, meine Liebe«, meinte ich trocken.

»Aber Sie dürfen doch nicht schwanger werden.«

Ich gab ihr zur Antwort: »Ich werde nicht schwanger, verstehen Sie? Und wenn ich es werden sollte, dann war es der Heilige Geist, und weil wir bald Pfingsten haben, möchte ich Sie bitten, diesen solange in die Besenkammer zu sperren. Bis die Gefahr vorbei ist. Klar?«

Sie lachte und hielt alles für einen Spaß. Noch begriff sie nicht, daß, wenn ich einmal nein sage, ich auch dabei bleibe.

Wieder allein, sagte ich mir nämlich, wenn es für meine Gesundung wirklich so entsetzlich wichtig gewesen wäre, dann hätte man es mir doch sofort gesagt, und sie hätten es mit der Brustamputation machen können. Das wäre dann ein Nichts gewesen. Aber man hatte es nicht getan.

Wollte man eine Extraoperation, weil sie wieder Geld einbringt? Schließlich wurde ich gezwungen, so zu denken, denn zu der Zeit herrschte auf dieser Station sehr wenig Betrieb.

Außerdem dachte ich, was soll ich denn noch alles durchmachen? Nehmen sie denn überhaupt keine Rücksicht auf mein Seelenleben? Nicht nur, daß man mich schon verstümmelt hat, nicht nur, daß mir in Kürze alle Haare ausfallen würden, jetzt wollte man mich auch noch sterilisieren. Begriffen diese Ärzte denn gar nicht, was sie damit verlangten? Und wozu dies?

Ich glaubte, zu diesem Thema schon alles gesagt zu haben, aber ich sollte mich irren.

Man bombardierte mich weiter. Jetzt wurde auch dafür der Oberarzt eingesetzt.

Und was sagte man: »Wenn Sie es nicht machen lassen, dann können wir auch nicht die Chemo durchführen.«

Das ist etwas, was ich ganz besonders hasse, wenn man mich mit »entweder oder« unter Druck setzen will. Dann sehe ich sowieso rot. Warum diese Angstmacherei? Nur weil sie recht behalten wollten? Galt mein Gefühl hier gar nichts?

Eines war mir von Anfang an klargeworden. Es war mein Körper, mein verfluchter Krebs. Ich hatte damit fertig zu werden. Und ich allein wußte sehr wohl, was für mich gut war und was nicht. Eine erneute Operation, von der seelischen Seite ganz abgesehen, war zuviel, und ich würde es nicht tun lassen. Schließlich brauchten sie meine Einwilligung.

»Dann machen wir es eben nicht«, sagte ich ruhig.

So etwas war ihnen wohl noch nie vorgekommen. Nicht mal die Angstmache half! Auch das sollte ich in Zukunft noch öfter erleben. Angst während der Therapie bei Krebs. Wenn man sich nicht einverstanden erklärte, Behandlungen und Untersuchungen an sich vornehmen zu lassen, die man nicht für gut erachtete, kam man mit der Angstpsychose. Statt mir zu sagen: »Wir respektieren Ihren Mut.« Nein, das wurde alles hübsch fein schwarz in schwarz gemalt.

Zu diesem Zeitpunkt kam mir schon der erste Verdacht, und ich dachte spontan, mein Gott, sind wir denn nur Versuchskarnickel, an denen man sich gesundstoßen kann? Für das Krankenhaus war ich schließlich so etwas wie ein Gewinn! Ein Krankenhaus kann ohne Kranke nicht existieren. Das muß man sich immer vor Augen halten. Das ist sehr wichtig! Überaus wichtig, wenn man überleben will.

Ein Versuchskarnickel wollte ich nicht sein.

Ich konnte sehr gut mit meiner Krankheit fertig werden und konnte auch sehr gut begreifen, was zu meinem Nutzen war und was nicht. Nur bei der Chemo erfuhr ich dies leider zu spät.

Ich blieb bei meinem Nein!

»Ich werde nicht schwanger, weil ich nämlich kein Kind mehr will. In diesem Alter schon gar nicht mehr.«

»Ja, dann ist es doch egal für Sie, ob wir Sie sterilisieren oder nicht.«

»Eben«, sagte ich zuckersüß. »Es spielt keine Rolle mehr!«

Sie brauchten fünf Tage, bis sie begriffen, daß ich nicht einwilligen würde. Also sprach man nicht mehr davon. Es war vergessen. Und die Chemo sollte gemacht werden.

Bevor damit begonnen wurde, stellte sich aber noch etwas anderes ein.

Meine monatliche Regelblutung.

Man hatte mir ja ausdrücklich versichert, diese würde nach der Operation nicht mehr kommen und in Zukunft würde ich sie ein Jahr lang nicht haben! Wegen der Chemo.

Aber ich bekam meine Regel wie immer, auf den Tag genau.

Hatten da die Schwedenkräuter vielleicht mitgespielt. Oder meine seelische Einstellung?

Aber ich war ja die ganze Zeit davon überzeugt gewesen. War es vielleicht das?

Als ich dem Chefarzt davon berichtete meinte er nur kurz: »So?«

Sonst nichts, gar nichts!

Aber vorher ausführliche Erklärung, warum nicht mehr. Wahrscheinlich, um mich nicht in Panik zu versetzen, wenn sie ausblieb. Aber jetzt erhielt ich nichts, keine Antwort. Vielleicht war es gar nicht gut, daß ich sie trotzdem bekam?

So viele Fragen stürmten auf mich ein.

Aber ich verkniff sie mir.

Belästigte ich die Ärzte doch schon dauernd mit meiner Fragerei über meine Krankheit. Ich wollte alles, aber auch wirklich alles wissen. Und ich mußte feststellen, daß man mir nur sehr wenige Fragen direkt beantworten konnte. Oder wollte man es nicht? Aber ich mußte es wissen! Nur wenn man den Feind kennt, wirklich kennt, kann man sich vor ihm schützen. Das war schon immer meine Devise.

Nun gut, dachte ich bei mir. Also ihr nicht! Ich krieg es schon noch heraus!

Ich habe auch andere Informanten. Sehr gute sogar.

Die Tochter einer Bekannten befand sich zur gleichen Zeit als Ärztin in einer Krebsnachsorgeklinik. Etwas Besseres konnte mir gar nicht passieren. Sie war es, die mir auch sehr viel geholfen hat. Durch sie erfuhr ich alles, was man mir im Krankenhaus nicht sagen wollte. Mit diesem Wissen konfrontierte ich dann die Ärzte. Zuerst wollten sie es abtun, aber dann wollten sie doch wissen, woher ich mein Wissen bezöge. Ich sagte die Quelle, aber nicht den Namen.

Und siehe da, jetzt wurden sie gesprächiger und ich bekam endlich ein besseres Verhältnis zu ihnen. Ich finde, das ist sehr wichtig, daß man sich mit seinem Arzt über alles unterhalten kann.

Mit der Nonne freundete ich mich schon viel früher an. Sie war bezaubernd. Herzlich, lustig, selbstlos und aufopfernd. Und immer fröhlich. Solche Menschen gibt es so wenig. Und gerade sie sind doch ein so großer Segen für die Kranken.

★

Achtzehn Tage nach der Operation fing man dann mit der Chemotherapie an. Wie ich schon mal erwähnte, hatte ich mich körperlich sehr gut darauf vorbereitet. Mittlerweile wußte ich ja, daß sie wie eine Bombe wirkt. Aber so grausam stellte ich sie mir dann doch nicht vor. Das kann man auch nicht. Das muß man einfach selbst miterlebt haben, um zu begreifen, welch schreckliche Waffe sich die Ärzte da ausgedacht haben. Um uns zu helfen?

Am Abend wurde mir die Spritze gesetzt. Und damit ich nicht soviel brechen müßte, wurde mir gesagt, bekäme ich vorher ein Mittel eingespritzt, um dieses zu verhindern. Ich brauchte später noch ein paar Spritzen, um ihnen klarzumachen, daß dieses Mittel bei mir erst recht den Brechreiz hervorrufen würde. Anfangs glaubte man es mir nicht. Ich war ja in ihren Augen ein Laie. Was hatte ich denn schon zu vermelden?

An dieser Stelle möchte ich nochmals darauf eingehen, daß man immer wieder Dinge tut, die man vorher mit den Patienten einfach nicht abspricht. Weil man es für überflüssig hält? Oder warum? Denn ich erhielt mit dem Tropf ein Beruhigungsmittel!

Die Spritze selbst ging ja noch. Aber dann wurde mir durch die Infusion eine große Flasche Kochsalzlösung verabreicht. Es genügte aber auch eine kleine Flasche, was später normal wurde, weil ich die andere Menge ablehnte. Man wird also nach der eigentlichen Chemospritze an den Tropf gelegt. Da ich schon bei der Spritze Kreislaufbeschwerden bekam, mußte man mich die ganze Nacht unter Beobachtung halten.

Ich begriff einfach nicht, daß schon nach ein paar Tropfen Infusion in mir ein furchtbares Gefühl entstand. Als befände ich mich in Watte. Alles war so weit weg und mir war so elendig und schrecklich. Ich konnte es nicht erklären, ich begriff nur, es war mal wieder so etwas wie eine Vorhölle.

Aber gegen das, was nun folgen sollte, war das alles noch ein Nichts!

Tief in der Nacht fing dann mein Leiden an.

Aus dem Tiefschlaf heraus fing ich dann an zu würgen und zu brechen. Es hörte und hörte nicht auf. Mein Magen wollte sich umstülpen und auch dann hörte es nicht auf. Es war die reinste Qual. Davon wurde man sehr in Mitleidenschaft gezogen.

Am Tage setzte sich das fort. Ich brach und brach und fühlte mich körperlich bald furchtbar elend. Ich konnte ja auch nichts essen. Gar nichts! Bloß der Gedanke an Essen ließ mich schon wieder erbrechen. Schnell begriff ich aber, daß trockenes Erbrechen, wie ich es bei mir nannte, am schrecklichsten war. Das trat natürlich immer dann auf, wenn ich nichts im Magen hatte. Also mußte ich mich zum Trinken zwingen. Es war furchtbar, aber ich mußte. Auch wenn ich es ausbrach. Ich mußte immer und immer wieder dazwischen trinken.

Ich erhielt weitere Spritzen, aber es half nichts. Es verstärkte sich. Mit dem Spritzen hörte man deswegen aber immer noch nicht auf.

Eine zweite Nacht und ein zweiter Tag, und ich erbrach mich weiter. Ich brauchte mich nur ein wenig zu bewegen, dann brach ich und würgte, und konnte und konnte damit nicht aufhören.

Natürlich schwinden da die Kräfte wie Butter vor der Sonne dahin.

Bei der nächsten Visite wurde mir dann empfohlen:

»Sie müssen sich vollkommen entspannen, Frau Friebel. Das sagen wir Ihnen doch schon die ganze Zeit. Sie müssen sich einfach fallenlassen. Entkrampfen, dann erbrechen Sie auch nicht mehr so viel. Glauben Sie uns doch endlich. Sie brauchen jetzt nicht mehr tapfer zu sein. Lassen Sie sich einfach fallen. Mehr nicht. Nehmen Sie doch endlich die Entspannungsmittel. Sie glauben ja gar nicht, wie sehr Ihnen das helfen wird.«

Wenn man sich so elend fühlt, denkt man nur noch, die müssen es ja wissen. Schließlich ist es ihr Beruf. Sie müssen ja wissen, daß es guttut, also habe ich vielleicht doch einen Fehler gemacht?

»Nun gut, dann bringen Sie mir endlich das Zeug.«

Sie brachten das Medikament.

Ich nahm davon eine Pille. Und bald darauf lag ich nur noch apathisch im Bett und starrte zur Decke. Ich war nicht mal mehr in der Lage, zu lesen. Es ging einfach nicht. Ich las einen Satz und wußte schon nicht mehr, was ich gelesen hatte. Still und stumm lag ich da, stierte vor mich hin und fühlte mich furchtbar. Ich dachte nur immerzu, jetzt werd' ich auch noch verrückt. Jetzt kann ich schon nicht mal mehr denken.

Am Nachmittag hatte ich Besuch und konnte nur mit Mühe dem Gespräch folgen. Behalten habe ich davon gar nichts. Meine Bettnachbarin kannte mich nicht mehr wieder und war sprachlos.

Dieses seltsame Gefühl hielt mich bis zum späten Abend gefangen. Dann war ich wieder »normal«!

»Also, das mache ich nicht mehr mit. Und gebrochen habe ich weiterhin wie ein Reiher. Wie können die mir nur so was geben«, schimpfte ich in einem fort. »Na, ich werde das Zeug nicht mehr nehmen«, beschloß ich und warf die Tabletten ins Waschbecken.

Nun versuchte ich selbst, mich mit Obst wieder aufzupäppeln.

Ich machte mir kleine Häppchen und legte sie zurecht. Dann nahm ich ein Buch, begann zu lesen und nahm mir dann immer ein Häppchen und las tapfer weiter. Ich überlistete mich also selber. Und siehe, es ging. Ich konnte jetzt das Brechen schon über eine Stunde zurückdrängen. Die Zeiträume wurden immer größer. Und langsam nahm ich auch mittags schon ein wenig Suppe zu mir. Alles mit Lesen und Ablenken. Dabei mußte ich ganz flach auf dem Rücken liegen. Ganz einfach war dabei das Suppeessen nicht. Aber ich schaffte es.

Drei Tage päppelte ich mich so auf und siehe da, der Magen sprach wieder an. Auch der Schwedenbitter tat wohl das Seine dazu.

Und als es mir wesentlich besser ging, wurde mir dann bei einer Visite mal wieder versichert: »Sehen Sie, wenn Sie auf uns hören, geht es Ihnen gleich viel besser. Die Pillen wirken doch. Sie sind jetzt ganz gelassen und ruhig, Frau Friebel. Nicht wahr, Sie fühlen sich schon viel besser!«

»Ob das stimmt, weiß ich nicht. Da müssen Sie den Spülstein fragen, wie er sich fühlt. Er hat nämlich alle Pillen geschluckt.«

Man blickte mich groß an.

Meine Bettnachbarin bestätigte es.

Von dem Augenblick an bot man mir in der Klinik keine Pillen mehr an.

Wieder mußte ich mich aufraffen. Neuen Lebensmut fassen und alles wieder von vorn beginnen. Und wieder hatte ich »körperliche« Angst. Sie wurde immer schlimmer. Aber auch sie bekam ich in den Griff. Doch ich behielt ein Grauen vor der Spritze zurück. Und deswegen finde ich es auch so wichtig, daß man den Patienten diese Qual möglichst kurze Zeit zumutet. Also nur ein kleiner Tropf und dann auch möglichst schnell. Ich habe ihn bei mir auf Dauerdurchlauf gesetzt. Ich wußte, ich flippe aus, wenn ich sehr lange daran hänge. Wie gesagt, diese Erfahrung habe ich mir selbst suchen müssen. Ich habe es begriffen und dann von mir aus abgeändert.

Fünfzehn Tage sollte ich nach der Spritze noch im Krankenhaus verbleiben. Man wollte wissen, welche Reaktionen ich zeige. Damals sagte man mir, die Reaktionen, die bei der ersten Spritze auftreten, die treten dann immer auf. Das stimmt auch nicht. Im Gegenteil!

Man sagte mir auch, ich würde sofort meine Haare verlieren und sollte mir schnellstens eine Perücke besorgen. Aber bei der ersten Spritze fielen mir gar keine Haare aus. Nicht eines!

Die fünfzehn Tage sind schon eine Qual für den Patienten. Man kriegt auch einen Horror vor der Klinik und man sollte darauf achten, daß man möglichst kurze Zeit in dem Krankenhaus verbleibt. Doch zu diesem Thema später mehr.

Es war inzwischen Juni geworden. Und draußen war herrliches Wetter!

Langsam war ich wieder fit!

Und dann kam endlich der Tag meiner Entlassung.

In vierzehn Tagen mußte ich zur zweiten Spritze erscheinen.

So schnell schon!

Doch im Augenblick zählte nur, ich bin frei! Raus aus dem Knast! Wieder ein eigener Herr sein! Nicht mehr Krankenhausluft atmen müssen.

★

Mein Mann hatte sich für die erste Zeit Urlaub genommen. Ich konnte ja den Haushalt nicht übernehmen. Während ich in der Klinik lag, hatte er nur halbtags gearbeitet, damit unser Sohn am Nachmittag eine Aufsicht hatte. Nicht einer aus der Verwandtschaft hatte uns das Los erleichtern geholfen. Im Gegenteil.

Meine Familie stand voll zu mir!

Gleich nachdem ich entlassen wurde, stellten wir die Ernährung völlig um. Es wurde sehr viel Rohkost und Obst gegessen. Ich trank sofort die vorgeschriebenen Teemengen von Frau Treben, und ich aß in rauhen Mengen Rote Bete. Ich tat alles, was man mir erzählte.

Unter anderem nahm ich auch sehr viele Sonnenbäder und versuchte, mich durch Kaltduschen abzuhärten. Ich wollte ja wieder ein normaler Mensch werden. Dazu gehörte auch, daß ich meinen Körper stählte. Er hatte ja noch elf Spritzen vor sich.

Unverdrossen zog ich das Programm durch. Wenn mir jetzt einer sagt, er könne den Tee und die Menge nicht zu sich nehmen und dies und jenes nicht essen, dem sage ich nur immer wieder: »Man kann alles, wenn man gesund werden will. Wenn man den festen Willen in sich verspürt, dann geht alles.« Ich habe ja nicht nur geredet, ich habe es durchlitten und durchgestanden. Ich war mein eigenes Versuchskaninchen.

Auch jetzt sollte ich noch eine ganz neue Erfahrung machen. Von heute auf morgen sozusagen war ich ein anderer Mensch geworden.

Krebs!

Es gab inzwischen keinen Menschen in unserem Bekanntenkreis, der davon nicht wußte. Und sie alle hatten nur Mitleid und zeigten es mir recht deutlich. Daß man meinem Mann nicht schon Beileidskarten schickte, war alles.

Aber ich ignorierte es vollkommen!

Vor mir selbst war ich noch die alte! Ich hatte mich nicht geändert. Ich war nur fünf Wochen in einem Krankenhaus gewesen. Also das war doch wirklich nichts Ungewöhnliches.

Aber nicht bei den anderen!

Nun, ich konnte sie übersehen und lebte für mich.

Ich lag also viel im Liegestuhl und ließ mich von der Sonne bescheinen und schlürfte meinen Tee. So weit, so gut, ich wurde wieder fast gesund.

Mein Sohn freute sich darüber. Der Schock saß noch sehr tief bei ihm, und er wich nicht von meiner Seite. Für mich war das eine furchtbare Belastung. Vor allen Dingen haßte ich alle Menschen, die über meine Krankheit sprachen, wenn das Kind in der Nähe weilte. Und immer natürlich im negativen Sinne. Er wollte die Wahrheit nicht wissen. Er verdrängte sie vollkommen, und deswegen konnte ich mit dem Kind auch nicht darüber reden. Für Manuel fing eine Leidenszeit an. So wie für mich. Er sollte die ganzen elf Monate schrecklich darunter leiden, und für ihn hatte alles andere aufgehört zu existieren. Er durchzitterte die Zeit und hatte nichts anderes als Angst, Angst und nochmals Angst! Nur als ich mich jetzt schon wieder so gut fühlte, taute er ein wenig auf. Aber es hatte ja keinen Zweck.

Die vierzehn Tage gingen so schnell vorüber.

Ehe ich mich versah, mußte ich zurück!

In mir krampfte sich alles zusammen. Aber ich mußte!

Am Mittwoch jeweils mußte ich das Krankenhaus genau nach achtundzwanzig Tagen wieder aufsuchen.

Mein Mann brachte mich hin.

Blutentnahme, Kontrolle, Untersuchung und so weiter! Alles lief wieder wie nach Plan.

Am Abend erhielt ich die zweite Spritze!

Alles wie vorher.

Das Grauen, der Horror vor der Kochsalzlösung, weil sie so quälend langsam durchfloß. Und dann die Menge! Und die Angst, diese würgende Angst! Es war die Hölle!

Und dann wieder das Erbrechen.

Binnen ein paar Stunden war ich wieder zum lebenden Wrack geworden!

Alles war dahingeschmolzen, alle Abwehr! Man ist nur noch ein Bündel Schmerz und Quälerei und sonst nichts mehr! Man kann nicht mehr denken, fühlen, schmecken, spüren! Man ist nur noch ein Bündel Qual.

Drei Tage und Nächte quält man sich herum, will nicht mehr leben.

Man vegetiert nur dahin! Versucht sich doch noch anzuklammern, weil der Verstand sagt, du darfst dich nicht fallenlassen, dann ist es aus. Du mußt dich festhalten, koste es, was es wolle, halte dich fest, lasse nicht los. Verliere nicht den Verstand. Bleibe kühl und gelassen! Und dabei taumelt man durch die Gänge, kann nicht mehr klar denken und man bricht, bricht, bricht!

Man spürt, wie man zusehends Wasser verliert! Man kann nicht mehr!

Es tut so schrecklich weh!

Zugleich hat man die ganze Zeit den Wunsch, laß dich fallen, gib dich auf. Wehre dich doch nicht mehr! Laß dich einfach treiben! Es ist gut, wenn du dich treiben läßt. Dann dauert es nicht mehr lange und du hast es überstanden, du hast deinen Frieden. Laß dich treiben, vergiß die anderen, denke an dich, laß dich fallen, versinken, immer tiefer, dann ist bald alles überstanden. Du beschreitest einen Weg ohne Ende. Es hat doch keinen Sinn! Nichts, nichts ist mehr von Sinn! Laß dich treiben, treiben, schlaf' ein und wach' nie mehr auf. Stell' dich ans Fenster und laß dich fallen. Vierter Stock! Du wirst tot sein, Frieden haben. Alles ist gut, wird gut!

Zwei Mächte kämpfen!

Kämpfen und kämpfen und man muß sich auflehnen. Man muß das ganz allein mit sich machen!

Es ist nicht mal die Hölle, nein, so grausam kann die Hölle nicht sein!

Es ist unmenschlich!

Man durchschreitet ein Tal des Grauens! Und am schlimmsten sind die Nächte. Man hat eine Panik vor Dunkelheit, vor den Nächten. Man kann außerdem mit keinem Menschen darüber sprechen. Sie würden einen nicht verstehen – und, man würde sie doch nur in Angst versetzen, weil sie nicht helfen können!

Angst, Angst, Angst!

Dunkelheit! Man legt sich hin, wacht auf, glaubt sich schon in einem Grab! Krebs – Tod – Krebs – Tod! Nur das kann man noch denken!

Alles andere wird verdrängt!

Man wagt nachts nicht aufzustehen. Das Grauen ist da, wartet, umpackt einen gierig! Zieht einen hinunter. Man durchlebt den Tod immer und immer wieder. Hundertmal, tausendmal! Man stirbt und lebt, stirbt und lebt immer wieder auf.

Dieser Zustand bleibt lange!

Ich selbst habe fünf Monate damit kämpfen müssen. Immer wieder von vorn! Immer wollte es besiegt werden. Und die Kräfte werden immer schwächer. Man muß sich reinbeißen, man darf sich nicht fallenlassen. Nicht einen Augenblick. Jede Minute ist ein Kampf!

Aber ich kann allen, die das mitmachen oder sich im Augenblick in dieser Phase befinden, bestätigen: Es hört auf! Und wenn man diese Zeit durchschritten hat, ist man ein ganz anderer Mensch. Man möchte das nicht mehr missen. Nichts, aber auch nichts kann uns dann mehr erschüttern! Man lebt ganz tief bewußt!

Aber es ist eine schreckliche Zeit, die wir erst durchstehen müssen, um am Ende das Licht zu erblicken!

Auch nach der zweiten Spritze verlor ich noch nicht die Haare. Man wunderte sich ein wenig in der Klinik. Und man wunderte sich auch über meine guten Blutwerte. Von der zweiten Spritze an begann ich dann von meinen Tees zu sprechen. Man lachte mich weidlich aus und amüsierte sich köstlich über meinen »Unglauben«! Aber es störte mich kein bißchen. Ich zog es weiter durch.

★

Man geht fast gesund in die Klinik, verbleibt dort ganz kurz und kommt dann todeskrank wieder zurück. So etwa muß man die Spritzenkur sehen. Und so sah sie auch mein Sohn. Wenn mein Mann mich abholte, war ich nur noch ein Schmerz- und Krankenbündel. Zu nichts mehr in der Lage! Zu gar nichts mehr! Man liegt nur einfach da, erbricht sich ständig und hört damit nicht auf. Tage- und nächtelang, und man kann es vor den Kindern nicht verheimlichen. Das ist ein Ding der Unmöglichkeit. Man kann nicht essen und liegt nur einfach da und die Kräfte schwinden immer mehr.

Nach der zweiten Spritze lag ich also im Liegestuhl im Garten und konnte nichts mehr tun, gar nichts!

Man liegt nur da und sieht in den blauen Himmel. Und ich dachte, vor gut zwei Monaten war ich noch vollkommen gesund, fühlte mich zumindest so, und jetzt? Jetzt bin ich nichts mehr!

Das war der Augenblick, wo ich mir mein Leben zurechtlegte! Und wenn man das nicht gleich packt, dann ist es aus. Man muß sich damit abfinden. Gut, sagte ich mir, ich habe also Krebs! Ich bin schwer krank und jetzt bin ich sogar auch noch hilflos und liege der Familie zur Last. Für mich zählen jetzt nur noch die Augenblicke. Was habe ich also davon, wenn ich zu jammern anfange, den Kopf hängen lasse? Dadurch wird alles nur viel schwerer und für die Familie schrecklicher. Ich will jede Minute, die mir noch zum Leben verbleibt, intensiv leben. Jeder Augenblick ist jetzt für mich eine kleine Ewigkeit. Ich denke nicht mehr an morgen! Dies und jetzt zählt. Und sonst gar nichts!

Noch bin ich da! Noch kann meine Familie sich mit mir unterhalten, man ist noch erreichbar. Ich muß das Leben so sehen, als wäre ich zu Besuch hier und muß bald mit dem Zug fortfahren. Wie ein lieber Verwandter. Und was tut man, wenn man weiß, er muß bald wieder abfahren? In der Zeit, die einem verbleibt, packt man alles hinein. Man will es ihm in dieser kurzen Zeitspanne so angenehm und nett wie nur möglich machen. So muß ich es jetzt auch sehen. Ich weiß nicht, wann mein Zug abfährt. Aber eines weiß ich jetzt und in diesem Augenblick schon ganz genau. Wenn er abfahren wird, dann wird er daheim abfahren. Nicht in einer Klinik, mit schrecklichen Geräten oder was weiß ich. Wenn ich merke, daß meine Kräfte schwinden und ich sie nicht mehr auftanken kann, werde ich mit meiner Familie darüber reden. Ganz ruhig und normal werde ich mit ihnen darüber reden und werde ihnen auch begreiflich machen, daß sie dann lernen müssen, loszulassen. Für sie geht der Zug noch nicht ab.

Als ich das alles durchdachte, an diesem schönen Junitage, wurde mir ganz leicht und ich wurde frei. Frei von allem. Ich habe noch so viele Stunden, vielleicht auch noch Monate vor mir. Ich will mich nicht fallenlassen, ich will solange kämpfen, wie ich spüre, daß es sich noch lohnt. Ich höre erst damit auf, wenn ich keine Kraft mehr verspüre. Ich werde alles tun, aber ich werde auch keine Angst mehr haben.

Das liest sich jetzt freilich alles so leicht. Aber so leicht wurde es mir dann doch nicht gemacht. Egal was ich tat und unternahm, ich dachte immer wieder, ist es das letzte Mal? Ich fuhr zu meinem Verleger und stellte mich wieder vor. Versprach, wieder zu arbeiten, schon um meinen linken Arm geschmeidig zu halten. Ich schaffte zuerst nur eine Seite am Tag und war sehr stolz. Ich steigerte meine Arbeit und fand tiefe Beruhigung darin. Auch hier wurde ich reifer.

Doch als ich vor ihm stand, vor den anderen Menschen im Verlag, dachte ich pausenlos, wird es das letzte Mal sein? Vielleicht nie mehr? Es reißt, und man braucht sehr viel Kraft, um nach außen hin gelassen zu bleiben. Ich erhielt mir die ganze Zeit meinen Humor. Er rettete mich vor vielen schwarzen Stunden. Er lehrte mich, das Leben gelassen zu nehmen. Denn wenn man das begreift: auch wenn man sich verzweifelt auflehnt, auch wenn man schreit und stöhnt, es ändert die Tatsache nicht! Nicht eine Sekunde länger währt deswegen das Leben. Wenn man sich das ständig vor Augen hält, ganz emotionslos, da muß man sich sehr bald fragen, warum also jammern und schreien? Dadurch vergällt man sich doch nur selbst die letzten Monate und Tage. Und für die Angehörigen wird das alles nur noch zur Qual. Warum dann nicht in Humor? Und er sollte mir noch viel mehr helfen!

Wenn ich mir etwas kaufen wollte, eine Bluse, Schuhe, zögerte ich anfangs und mußte denken: Wozu? Ich brauche es vielleicht gar nicht mehr. Werde ich es noch lange tragen können?

Diese Gedanken sind immer da! Schleichen einem nach, halten sich fest, spielen Katz und Maus.

Es hört sich so einfach an, aber das durchzuleben, dazu gehört Kraft – und Mut!

Aber hat man beides, lohnt es sich!

Man wird ein positiver Mensch.

★

Nach der zweiten Spritze, ich erhielt sie ebenfalls wieder an einem Mittwoch, ging ich am Samstag aus dem Krankenhaus und lag daheim krank auf dem Sofa. Und am Sonntag stellte sich dann wie üblich meine Regel ein! Ich bekam einen tödlichen Schreck. Hatte mir der Chefarzt doch eindringlich erklärt, sie würde ausbleiben. Sie kam pünktlich auf die Minute und sehr stark.

Ich rief in der Klinik an. Der Arzt war noch nicht da. Also unterhielt ich mich solange mit der diensthabenden Schwester. Dabei erzählte ich ihr von meinem Grauen vor der nächsten Spritze und daß ich möglicherweise nicht mehr die Kraft in mir hätte, diese zu nehmen.

Sie hörte es sich an und meinte dann plötzlich: »Ach, dann sind Sie auch eine von denen, die allergisch gegen Beruhigungsmittel sind. Ich bin auch so ein Fall. Ich habe die gleichen Reaktionen.«

Ich fiel aus allen Wolken.

»Aber wieso denn? Das verstehe ich doch gar nicht. Ich habe doch nichts genommen.«

»Im Tropf war ein Beruhigungsmittel.«

Ich war fassungslos und mein erster Gedanke war, oh du mein Gott, wie viele Menschen in den Nervenkliniken mögen so sein wie ich, und man stellt sie ständig unter Beruhigungsmittel! Mich packte für diese Menschen das Grauen.

Dann war der Chef zur Stelle.

»Nein, Sie brauchen sich keine Sorgen zu machen. Es ist zwar ungewöhnlich. Na ja, dann wird sie das nächste Mal ausbleiben. Also machen Sie sich nur keine Sorgen. Ungewöhnlich, ja, eigentlich ganz natürlich, aber trotzdem.«

Ich legte auf.

Zum ersten Mal dachte ich intensiv über den Tee nach. Sollte er wirklich die Kraft besitzen? Das wäre ja was! Und mein Haar? Es war noch immer vorhanden!

Sollte die Kostumstellung, die Rote Bete und der viele Tee, sollten die das wirklich bewirkt haben?

Aber das war doch unmöglich? Das wäre ja . . .

Ich konnte mich kaum fassen, so sprachlos war ich in diesem Augenblick. Denn zu denken, wenn es so ist, und man es nicht anwendet, also das wäre ja direkt ein Verbrechen an der Menschheit.

Nun, vielleicht war es doch nur Zufall?

Genau nach achtundzwanzig Tagen mußte ich wieder antreten. Ich war genau eine Woche sehr krank gewesen, drei Wochen hatte ich mich wieder fit gemacht. So sollte es auch in Zukunft bleiben.

Meine Werte waren wieder sehr gut. Das Blut besonders, worüber man sich in der Klinik wunderte.

Ich war längst nicht mehr so schüchtern wie früher. Ich wußte jetzt mit der Zeit ganz bestimmt, was ich wollte, und verlangte es auch. Auch wenn man sich anfangs dagegen auflehnte. Doch zum Glück begriff ich endlich, es ging ja um mich! Um meine Gesundheit. Ich begann zu experimentieren. Also verlangte ich zuerst einmal kein Beruhigungsmittel mehr und drohte ihnen die Hölle an, wenn sie es doch in den Tropf täten. Langsam begriffen sie, daß ich ernst machen würde, und unterließen es auch. Und ich wollte auch nur noch einen kleinen Tropf, keine Spritze gegen Erbrechen vorher und überhaupt nicht mehr.

Und siehe da! Ein Stein fiel von meinem Herzen! Ich fühlte mich nicht mehr so schrecklich. Ich durchlief die Zeit am Tropf blitzschnell, weil ich auf Dauer stellte, sobald die Schwester das Zimmer verlassen hatte.

Das Erbrechen war längst nicht mehr so schrecklich wie zu Anfang. Es gab größere Pausen. Bald lernte ich auch damit umzugehen.

Aber ich sollte noch etwas erleben. Nach der Spritze bekam man noch Tabletten. Endoxan. Davon viermal vier Tage einnehmen. Das hieß also, wenn ich in der Klinik blieb, erhielt ich sie vom Krankenhaus. Man riet mir, acht Tage in der Klinik zu verbleiben. Aber das lehnte ich rundweg ab. Obwohl die Krankenkasse mir täglich sehr viel Krankenhausgeld zahlen mußte, war ich nicht wild auf den Knast. Ich wußte längst, der macht mich noch kränker. Aber ging ich früher heim, so mußte ich die Tabletten selbst bezahlen. Die Krankenkasse, eine Privatkasse, dachte nicht daran, die Kosten, sie machten 56,– DM aus, zu übernehmen. Ich könne ja in der Klinik bleiben. Die Vorschriften seien nun mal so, es täte ihnen leid.

Und zugleich hörte man im Fernsehen von Kostenexplosion. Da soll einem der Hut nicht hochgehen. Aber es sollte noch besser kommen.

Ich begriff, Krankenhaus macht krank, also raus und nach Hause!

Ich hatte mich so darauf eingespielt! Also, Mittwochmorgen hin, Blut abnehmen, zurück nach Hause, am Abend wieder rein, Spritze geben lassen, nächsten Mittag wieder raus, fertig.

Wenn man als Patient glaubt, der Arzt täte alles im Sinne des Patienten, dann ist er schief gewickelt! Im Gegenteil! Denn da gibt es nämlich die Krankenhausverwaltung! Und die ist der Herrgott! Nach ihr muß sich der Arzt richten, nicht nach dem Wohle des Patienten.

Als ich meinem Leibarzt erklärte, wie ich jetzt die nächsten Spritzen haben wolle, ich also nur eine Gastrolle spielen würde, da starrte er mich an und wollte es mir direkt verbieten.

»Das geht nicht! Das gibt es nicht. Sie müssen mindestens vier Tage in der Klinik bleiben. Noch besser acht Tage, Frau Friebel.«

Ich blickte ihn amüsiert an und fragte ihn: »Sie glauben doch nicht im Ernst, daß ich das tun werde? Wo ich gemerkt habe, daß es mir viel besser geht, wenn ich hier nur Stunden zubringe?«

»Sie müssen bleiben. Sonst springt mir die Verwaltung ins Gesicht. Sie können noch froh sein, daß Sie bei mir sind. Wären Sie bei den Chirurgen gelandet, müßten Sie jeweils acht Tage in der Klinik bleiben.«

Ich war wirklich amüsiert.

»Glauben Sie?«

»Da hätten Sie auch nichts gegen ausrichten können, meine Liebe.«

In diesem Augenblick packte mich die Wut.

»Ihre Verwaltung ist mir schnurz, verstehen Sie! Ich bin krank, sehr krank sogar, und wenn ich nicht vor die Hunde gehen will, verlasse ich schnellstens die Klinik nach der Spritze.«

Wieder einmal wurde ich von allen Seiten bearbeitet. Hier im Krankenhaus hätte ich es doch viel besser. Und ich müßte doch so viel brechen und überhaupt. Hier bekäme ich doch alles und wäre meiner Familie keine Last.

»Ich bin meiner Familie keine Last. Im Gegenteil, ich helfe ihnen viel mehr, wenn ich möglichst viel Zeit bei ihnen verbringe«, gab ich zur Antwort.

Von diesem Augenblick war mir endgültig klar, wir Krebskranke sind ein Objekt, an dem man sich dusselig verdienen kann. Wir sind nicht nur ein Riesenheer Versuchskarnickel, denn mit der Angst im Nacken läßt sich alles machen, nein, man kann auch noch unendlich viel aus ihnen herausquetschen. Bis zum letzten Augenblick bringen sie hübsch viel Geld. Und man darf nicht eine Sekunde lang vergessen, daß die Apparate, die man für uns »Krebskranke« gekauft hat, viel Geld gekostet haben. Sie müssen erst einmal bezahlt werden und dann müssen sie sich bezahlt machen.

Bis man das begreift! Bis man alles begreift, vergeht leider sehr viel Zeit. Bis man sich alles Wissen angelesen hat, noch mehr.

Ich habe es unverdrossen getan!

Es war wie eine Sucht! Ich mußte jetzt einfach erfahren, hat der Arzt recht oder ich? Wie kann ich meiner Familie mehr helfen, indem ich das tue, was der Arzt mir rät, oder was mir mein Instinkt eingibt?

»Tut mir leid, Herr Doktor, aber ich werde es so machen, wie ich es Ihnen gerade geschildert habe.«

Er kannte mich inzwischen gut genug, daß, wenn ich einmal nein sage, ich mir dieses Nein vorher genau überlegt habe.

Die ganze Zeit habe ich es so gemacht und mich wohl gefühlt dabei.

Mittwochs rein, donnerstags also todkrank wieder nach Hause. Dann durfte ich bis Sonntag krank sein in der Ecke liegen. Wie gesagt, die ganze Zeit über verließ mich mein Sohn nie. Er ging nur zur Schule, war dort apathisch, und wenn er heimkam saß er bei mir. Ununterbrochen. Ich hätte mich viel besser gefühlt, wenn ich mich hätte verkriechen dürfen. Aber ich mußte meiner Familie Gelegenheit geben, mich zu pflegen. Wenn ich mal besonders krank war, dann wurde mein Sohn direkt böse: Einmal war ich auch am Sonntag nach der Spritze noch sehr, sehr krank, denn meine Regel bekam ich weiter pünktlich auf die Minute. Da sagte er sehr böse und wütend: »Morgen bist du wieder gesund, verstanden?«

Zuerst dachte ich, hat er denn gar kein Gefühl mehr für mich? Sieht er denn nicht, wie elendig es mir geht? Bis ich begriff, daß er nur einfach schreckliche Angst hatte. Wenn ich seiner Meinung nach von der Norm abwich, litt er Todesängste! Er hatte einfach Todesangst, ich könne sterben! Hörte man doch ständig und ständig von Todesfällen:

an Krebs erkrankt, gestorben! Und auch jetzt hat er sich noch nicht abgewöhnt, wenn einer stirbt, zu fragen: »Woran?« Auch jetzt verdrängt er es noch immer. Obschon ich es immer wieder zu erklären versuche, daß ich mich durch meine Kräuter gesund gemacht habe.

Diese Urangst begriffen nicht mal die Lehrer in seiner Schule. Worüber ich mich noch sehr aufregen sollte. Meine Haare hatte ich auch noch nach der dritten Spritze!

★

Es stimmt nicht, wenn die Ärzte sagen, die Nebenwirkung, die bei der ersten Spritze auftaucht, würde immer auftauchen. Das Erbrechen kam jedesmal, das stimmte schon. Aber sie hatten mir verschwiegen, daß es noch mehr Nebenwirkungen gab.

Von Spritze zu Spritze wurde ich schwächer. Langsam wurde alles angegriffen. Das Gift verschonte nichts in meinem Körper. Bald waren es die Nieren, die Leber, die Bauchspeicheldrüse, und auch der Magen wurde in Mitleidenschaft gezogen.

Es tat so furchtbar weh!

Viele Stunden mußte ich in Schmerzen ausharren und lag nur einfach herum. Es wurde für mich immer schwerer, mich wieder zu regenerieren. Immer länger wurde dieser Weg. Aber ich hörte nicht auf. Ich hatte eine Wut in mir, die mich hochraffte. Ich wollte nicht klein beigeben. Ich mußte es jetzt wissen.

Ich habe immer wieder das Buch von Frau Treben gelesen. Für mich war es so etwas wie ein Lebensretter geworden. Immer wieder trank ich andere Tees. Für jedes Organ verschiedene. Unverdrossen zog ich es durch. Und immer wieder benutzte ich den Schwedenbitter. Wenn ich ihn äußerlich auf Magen und Bauchspeicheldrüse strich, half er mir, die Schmerzen zu ertragen. Und nach ein paar Tagen waren sie dann auch noch verschwunden.

Es war immer wieder ein Kampf, der gekämpft werden mußte. Ich hatte ja nur achtundzwanzig Tage Zeit, um mich zu erholen. Langsam hatte ich das Gefühl, als würde ich immer wieder in einen Brunnenschacht gestoßen. Von Mal zu Mal fiel es mir schwerer, rauszukriechen. Aber noch schaffte ich es.

Nach der vierten Spritze begannen mir dann die Haare auszufallen. Aber nicht alle. Ein Drittel blieb mir. Daß ich sie so lange behielt, grenzte schon an ein kleines Wunder, und in der Klinik staunte man darüber. Immer verstärkter sprach ich jetzt über meine Tees. Aber man wollte es nicht wahrhaben. Es war in ihren Augen so etwas Unsinniges, daß sie mir nicht zuhörten. Und ich dachte, es wäre doch gut für andere Patienten, wenn man ihnen sagt, wie man das Leiden erleichtern kann.

Doch vergebens.

Jetzt mußte ich also auch eine Perücke tragen. Verstümmelt, äußerlich häßlich und dann die schrecklichen Schmerzen und immer wieder die Angst und der Horror vor dem Krankenhaus. Nur starke Nerven schaffen es, nicht zusammenzubrechen.

Nach der vierten Spritze wurde mir plötzlich erklärt: »Wir müssen noch ein Szintigramm bei Ihnen machen. Das haben wir versäumt.«

Ich sah sie groß an.

»Was ist denn das?«

»Wir müssen nachsehen, ob sich Metastasen etwa auch in Ihren Knochen abgesetzt haben.«

Ich fühlte mich so schwach und konnte ja nicht eine Minute still liegenbleiben, das Erbrechen hinderte mich daran. »Ich kann jetzt nicht«, brachte ich mühsam hervor.

»Nun gut, das läuft uns ja nicht davon. Wenn Sie zur nächsten Spritze kommen, machen wir es vorher. Einverstanden?«

Ich nickte nur, denn sprechen konnte ich schon wieder nicht mehr.

Mein Mann holte mich wie verabredet am Donnerstagmittag wieder ab.

Wieder die Leidenszeit. Aber ich schaffte sie auch wieder und erholte mich zum vierten Male. Soweit ich es in den Griff bekam, führte ich in den drei Wochen meinen Haushalt weiter. Hübsch langsam, aber es klappte.

Ich hatte ein Riesenglück, daß mir zu dieser Zeit ein Buch geschenkt wurde. Titel: »Nachoperation« von Julius Hackethal.

Und in diesem Buch stieß ich dann wieder auf das Wort Szintigramm.

Und ich las: »In der amerikanischen Krebszeitschrift ›Cancer‹ Nr. 38/1976 veröffentlichten R. B. und D. M. Sklaroff aus der radiologischen Abteilung des Albert Einstein Medical Center in Philadelphia eine wissenschaftliche Arbeit über Knochenszintigramme. Sie hatten an Patientinnen mit Mammakarzinom vor der Operation Knochenszintigramme gemacht und beobachtet, daß fast die Hälfte der Frauen mit positivem Szintigramm (also Metastasen in den Knochen) und negativem Röntgenbefund lange ohne Metastasen überlebten. Daß also knapp die Hälfte jener Patientinnen, bei denen aufgrund des Szintigramms die Verdachtsdiagnose ›Knochenmetastase‹ gestellt worden war, die man im Röntgenbild aber nicht sehen konnte, daß es bei diesen lange keine Tochtergeschwülste gab. 64 Patientinnen mit Brustkrebs im Stadium II wurden acht Jahre lang beobachtet. 40 Prozent der Frauen mit positivem Szintigramm und negativen Röntgenbefunden überlebten diese Zeit ohne Metastasen. Acht Jahre ohne Metastasen! Patientinnen mit negativen Knochenszintigrammen dagegen entwickelten zu einem beachtlichen Teil sowohl Knochen- als auch Weichteilmetastasen.

Szintigramme sind also nach Sklaroff für die Knochenmetastasen-Diagnostik ohne praktischen Wert. Sie führen nur irre. Die Zeitschrift ›Medizinische Welt‹ beschäftigt sich im 2. Januarheft 1977 ausführlich mit den Möglichkeiten und Grenzen der Knochenszintigraphie. Zusammengefaßt ergibt sich: Man weiß inzwischen sehr viel, aber im Grunde doch herzlich wenig. Das Allerwichtigste bei der Knochenszintigraphie ist ungeklärt, nämlich der Ablagerungsmechanismus für die 99-mm-Tc-Phosphatverbindungen. Man weiß also nicht, warum die Glühwürmchen, die an den Phosphor gekoppelt sind, sich im Einzelfall an einer Knochenstelle festgesetzt haben. Bei Entzündungen und Krebs entstehen fast haargenau die gleichen Scan-Bilder. Auch die Bilder bei Knochenumbauprozeß aus anderer Ursache sind zum Verwechseln ähnlich.«

Und dann las ich noch folgendes, was mir das blanke Entsetzen einflößte.

»Das Beispiel des Thorotrast, eines radioaktiven Röntgenkontrastmittels zur Gefäßdarstellung, das vor zirka 40 Jahren eine größere Rolle spielte, sollte eigentlich allen Ärzten die Augen öffnen. Patienten, denen man dieses Thorotrast eingespritzt hatte, erkrankten 20 bis 30 Jahre später an Krebs. An dem ursächlichen Zusammenhang zwischen der Strahleneinwirkung und des Thorotrast und der nachfolgenden Krebskrankheit besteht kein Zweifel.

Wer beobachtet, mit welcher Großzügigkeit bei uns nach wie vor geröntgt wird, und zwar vielfach für eine im Grunde überflüssige Diagnostik, dem kann nur angst und bange werden. Dies gilt ganz besonders für den sehr großzügigen Gebrauch der *Szintigraphie*. Bei dieser werden ja strahlungsaktive Substanzen in die Blutbahn gespritzt. Sie haben zwar eine relativ kurze Halbwertzeit, das heißt, die Hauptstrahlungsaktivität verschwindet relativ rasch aus der Blutbahn. Aber die Rest- und Nachstrahlung bleibt Jahre und *Jahrzehnte*. Da braucht es dann nicht mehr viel zusätzlicher Röntgen- oder radioaktiver Bestrahlung, um an einer entsprechend schwachen Körperstelle zur Krebsentwicklung zu führen.«

Als ich das las, fiel ich fast vom Glauben ab. Davon hatte man mir überhaupt nichts gesagt. Nicht eine Silbe.

Ich dachte gründlich über das Gelesene nach. Und ich dachte auch darüber nach, daß Knochenkrebs noch so gut wie unheilbar war. Gerade zu dieser Zeit war in unserer Nachbarschaft eine junge Frau beerdigt worden. Man hatte sie die ersten Jahre auf Rheuma behandelt, bis man begriff, was es wirklich war.

Mir war eines sofort klar, ich dachte nicht im Traum daran, mich dieser Sache zu unterwerfen. Das Ergebnis dieser Untersuchung war noch nicht mal ganz sicher, aber die Strahlungen würde ich behalten. Und von dieser Untersuchung wurde ich keinesfalls gesünder, wohl aber kränker. Nein und nochmals nein. Nicht mit mir, dachte ich zornig.

Verschwieg man mal wieder die Nebenwirkungen in der Annahme, der Patient würde es doch nicht verstehen? Oder weil man Angst hatte, daß man dann gar keine Patienten mehr dazu bekam?

Nun, mich würde man dazu nicht bekommen. Ich sagte mir sofort, nun gut, ich weiß, daß sich überall Metastasen bilden können. Durch die Operation ist ja der Krebs nicht aus meinem Körper verschwunden. Deswegen ja auch die

Chemo. Ich bin nicht so dumm, daß ich nicht weiß, was sich alles noch entwickeln kann. Er kann sich ja nicht nur in meinen Knochen festsetzen, sondern in Lunge, Leber, Niere, einfach überall.

Aber verflixt noch mal, ich will nicht noch zusätzlich Strahlenschäden haben. Dann ist meine Abwehr ja noch viel schwächer. Sollte sich herausstellen, daß ich auch Knochenkrebs habe, nun gut, dann muß ich mich damit abfinden, und ich werde es tun.

Also ging ich zur fünften Spritze in die Klinik.

Ich ging morgens, um die Blutwerte feststellen zu lassen. Kaum war ich auf der Station, rannte man mir auch schon nach.

»Kommen Sie schnell, Frau Friebel, unten in der Röntgenabteilung wartet man schon auf Sie. Man hat alle anderen Fälle zurückgestellt. Sie kommen sofort dran.«

Ich blickte die Schwester an und sagte freundlich: »Nein danke, ich verzichte großzügig darauf.«

Sie war sprachlos.

»Aber sie warten auf Sie! Man hat alles zurückgestellt, Frau Friebel. Das können Sie doch nicht machen.«

»Dann rufen Sie an und sagen Ihnen, sie können ruhig weitermachen. Aber nicht mit mir.«

Sie sagte nichts mehr und lief ein wenig verärgert nach unten.

Aber das war ja noch gar nicht alles.

Als ich dann am Abend ins Krankenhaus kam, war der Oberarzt zur Stelle. Wir befanden uns im Schwesternzimmer.

»Ich habe gehört, Sie wollen kein Szintigramm machen lassen?« fragte er mich.

»So ist es!«

»Aber Frau Friebel, das ist unverantwortlich. Verstehen

Sie das denn nicht? Wir tun nur Ihr Bestes!«

»Ich will es trotzdem nicht. Das ist meine freie Entscheidung.«

»Aber wir müssen doch wissen, ob Sie es schon in den Knochen haben«, war die Antwort.

Ich wurde wütend.

»Nun gut«, sagte ich ganz ruhig. »Nun gut, Sie stellen also fest, daß ich etwas in den Knochen habe. Und dann?«

»Ja, dann müssen wir Sie schnellstens behandeln, Frau Friebel.«

»Ach, wollen Sie mir vielleicht sagen, daß dieses Krankenhaus schon ein Mittel gegen Knochenkrebs hat?«

Er blickte mich groß an.

Und dann mischte sich eine junge Schwester ein. Sie wollte dem Arzt helfen.

Und was sagte sie: »Frau Friebel, Sie sind ja feige, Sie wollen ja nicht mal wissen, wie schlimm es um Sie steht!«

Das sagte sie wirklich. Mein Mann kann es bezeugen, er war dabei.

Ich war so verdutzt, daß ich sie eine Weile nur anstarren konnte.

»Wie bitte?« keuchte ich fassungslos.

»Ja, Sie wollen ja gar nicht wirklich wissen, wie krank Sie sind. Ihre Tapferkeit ist ja nur Angabe.«

Das war starker Tobak.

»Ach«, sagte ich sehr sanft. »So einfach ist das also. Wenn ich mich weigere, bin ich feige. Nun, ich habe Rückgrat genug, um mit Feigheit zu leben. Aber mal eine andere Frage, was werden Sie denn sofort unternehmen, wenn sich herausstellen sollte, ich habe auch noch Knochenkrebs, meine Lieben?«

Und was sagte der Oberarzt?

»Wir werden dann sofort eine Chemobehandlung vornehmen. Das ist dann wichtig.«

Am liebsten hätte ich laut herausgelacht.

»Nein, wirklich?« fragte ich ruhig, »vielleicht haben Sie ganz vergessen, daß ich mich im Augenblick in einer solchen befinde? Nach Ihrer Meinung dürfte im Augenblick ja kein Krebs mehr auftauchen, denn wir vernichten ihn ja mit Chemo. Und jetzt wollen Sie noch eine draufpfropfen?«

Was bekam ich zur Antwort?

Man wandte sich an meinen Mann. Und was sagte der Herr Oberarzt?

»Herr Friebel, ist Ihre Frau daheim auch so bestimmt? Tut sie da auch nur alles, was sie will?«

Ich schwöre bei meinem Leben, so hat sich alles abgespielt, und ich war erschüttert.

Ich wollte sie einfach nicht beschämen und ihnen sagen, daß ich mittlerweile alles über das Szintigramm wußte. Ich mochte ihnen nicht die Maske vom Gesicht reißen.

Mir tat es weh, daß man einfach nicht erzählen wollte, wie wenig man doch im Grunde genommen wußte. Man lief in ausgetretenen Pfaden und dachte doch in erster Linie an die Verwaltung.

Sollte ich ihm vielleicht erzählen, daß ich inzwischen auch das Buch von Hackethal »Keine Angst vor Krebs« gelesen hatte?

Wahrscheinlich würde er sofort abwinken. Professor Hackethal ist ja das schwarze Schaf unter den Ärzten! Nur weil er die Dinge beim Namen nennt. Aber wenn man seine Bücher liest, klingt so viel Hoffnung in einem auf. Aber man erschreckt auch, wenn man an die anderen Ärzte denkt, die einen ja behandeln.

Eines habe ich ziemlich schnell erkannt. Es ist unbedingt notwendig, daß man wieder Hoffnung eingeimpft bekommt. Ohne Hoffnung kann kein Mensch auf dieser

Welt existieren. Und die wird einem in der Regel genommen, wenn man erfährt, daß man Krebs hat.

Dafür sorgt schon die Umwelt.

Deswegen möchte ich auf ein paar Dinge aufmerksam machen, die unendlich wichtig sind. Daß man sie weiß, wenn man das Urteil über sich erfährt.

Krebs ist nicht so furchtbar, wie man es sich vorstellt. Es gibt viele verschiedene Krebsarten. Von Mensch zu Mensch also verschieden. Kein Mensch gleicht dem anderen, also wird auch jeder Mensch anders mit seiner Krankheit fertig. Man muß Krankheit als Prüfstein des Lebens sehen, dann ist alles viel leichter zu verstehen. Es gibt in jedem Menschen Krebszellen. Auf den Menschen allein kommt es an, wie mächtig der Krebs wird. Er kann *viele Jahrzehnte* lang im Körper sein, und wir merken es nicht. Man kann auch Krebs haben und die Abwehrstoffe im Körper vernichten ihn, ohne daß wir es bemerken. Das geschieht Tag für Tag. Das gibt auch die Wissenschaft ohne weiteres zu. Also ist Krebs keine so schreckliche Krankheit. Vor allen Dingen, wenn es sich um den gutartigen Haustier-Krebs handelt.

Professor Hackethal spricht vom Haustier-Krebs und vom Raubtier-Krebs. Und er sagt auch, daß der Haustier-Krebs häufiger anzutreffen ist. Raubtier-Krebs also fast eine Seltenheit darstellt.

Wenn man das weiß, ist es schon beruhigend.

Aber Professor Hackethal erklärt auch unmißverständlich, daß aus einem Haustier-Krebs sehr schnell ein Raubtier-Krebs durch falsche Behandlung werden kann. Vor allen Dingen wenn man die Abwehrkräfte zerstört und durch eine ungesunde Lebensweise. Auch Umweltgifte spielen hier eine große Rolle. Jede Krankheit ist ein Signal des Körpers. Durch die Krankheit will der Körper darauf aufmerksam machen, daß unsere Lebensweise nicht richtig ist.

Wenn wir darauf aber nicht hören, dann wird die Krankheit noch schlimmer.

Durch die »schulmedizinische Rabiat-Strategie« (Wortlaut Hackethal) und bei der Krankheitsbekämpfung, wie sie noch immer praktiziert wird, entsteht sehr schnell ein Raubtier-Krebs. Vor allen Dingen hebt Professor Hackethal auch die langjährigen Giftchemikalien und Medikamente hervor, die mit ein Grund sind, daß aus einem Haustier-Krebs ein Raubtier-Krebs entstehen kann.

Er spricht auch davon, daß man einen Raubtier-Krebs von einem Haustier-Krebs unter dem Mikroskop nicht unterscheiden kann.

Was mich sehr nachdenklich gestimmt hat, ist die Sache mit den Biopsie-Operationen. Das ist eine Gewebeentnahme aus dem Krebsherd. Diese nimmt man vor, um festzustellen, ob es sich um Krebs handelt oder nicht.

Damit beginnt automatisch die Zellaussaat.

Wenn man noch Glück hat, gerät man an einen Arzt, der darin sehr große Übung besitzt und um diese Gefahr weiß und dementsprechend vorgeht. Nämlich, wenn das alles in einer Operation stattfindet, also zuerst Gewebeentnahme, die sofort ins Labor gebracht wird, während der Patient im OP bleibt und sich in einem schlafähnlichen Zustand befindet, also er bekommt nichts davon mit. Sobald man das Ergebnis weiß und es ist positiv, operiert man weiter. Schlimmer sind die Patienten dran, denen man eine Gewebeprobe entnimmt und erst Tage später operiert. Von den Schock- und Angstzuständen ganz zu schweigen. Viel schlimmer ist ja die Zellaussaat, die inzwischen unweigerlich stattgefunden hat.

Krebs kann man nur diagnostizieren, wenn er eine Mindestgröße einer Erbse besitzt. Dieser Krebsherd enthält also schon 160 Millionen Krebszellen. Er kann also schon seit

Jahrzehnten im Körper sitzen, bevor man ihn entdeckt hat. Deswegen auch meine Ansicht, daß so absolute Eile, wie es bei mir der Fall war, gar nicht vonnöten ist.

Eines darf man auch nie vergessen. Krebs ist durch eine Radikaloperation niemals zu entfernen.

Krebs stellt eine chronische Krankheit dar. Deswegen muß auch der ganze Mensch behandelt werden. Ungemein wichtig ist, daß das Allgemeinbefinden gestärkt wird. Nur wenn es sich um lebensbedrohenden Krebs handelt, wie ein Durchbruch eines Magenkrebses oder die totale Verstopfung der Harnröhre, ist ein rasches Eingreifen gerechtfertigt.

Es gibt keinen einzigen wissenschaftlich gesicherten Beweis dafür, daß eine Fünf- bis Zehn-Jahre-Überlebenszeit bei Krebs nach einer Radikaloperation häufiger ist als ein unbehandelter Krebs. Radikaloperationen gefährden den Patienten mehr, als daß sie ihm helfen. Jede Krebsoperation erfordert eine Vorkur und anschließend eine Nachkur.

Eines darf man nie außer acht lassen. Die örtliche Atomsprüh-Feuer-Bestrahlung vernichtet niemals alle Krebszellen am Ort. Außerdem schädigt sie das Zwischengewebe. Professor Hackethal vertritt die These, daß sie in der Regel mehr schadet als nützt.

Giftchemikalien schwächen den Organismus und führen oft zu einem totalen Zusammenbruch. Man sollte dies nur in Betracht ziehen, wenn kein anderes Mittel die Schmerzen lindert.

Immer wieder weise ich darauf hin, daß körperliche und seelische Abwehrkräfte die Krankheit günstig beeinflussen.

Und auch bei Professor Hackethal stoße ich auf den Satz: »Vorsorgeuntersuchungen zur Früherkennung eines Krebses *sind sinnlos*.«

Man muß dem Patienten die Wahrheit sagen! Nur dann hat er eine Chance, gesund zu werden. Schon aus Wut kann man viel erreichen. Nicht, wenn man sich ständig ängstlich fragen muß, was habe ich jetzt. Wenn man tief drinnen den Wunsch verspürt, sich dagegen aufzulehnen, dann ist man schon einen gewaltigen Schritt nach vorn gegangen. Alles andere ist dann nicht mehr so schlimm. Angst kann nie gut sein. Und Lüge auch nicht! Jeder Mensch hat ein Recht darauf, die Wahrheit zu erfahren.

In dem Augenblick, als man anfing, Seele und Körper zu trennen, konnte man auch nicht mehr wirklich die Kranken heilen. Seele und Körper sind eins! Man muß sie immer als Ganzes betrachten.

Wer glücklich und zufrieden ist, ist in geringerem Umfang gefährdet, Krebs zu bekommen. Jeder Krebspatient sollte mal sein Leben und seine jetzige Lage überdenken, und ganz sicherlich wird er die Ursache entdecken. Ist er bereit, sie abzustellen, dann ist er auch auf dem Wege der Besserung. Die seelischen Störungen finden aber nirgends Beachtung und deswegen schämen sich auch die meisten Menschen, darüber zu reden.

Sehr wichtig finde ich das Recht auf einen würdevollen Tod und das Leben nicht mit Gewalt künstlich zu verlängern. Die Seele bleibt sonst mal wieder auf der Strecke, und dabei leidet sie am meisten. Wenn man die seelischen Qualen eines Menschen erleichtert, hilft man ihm auch beim Sterben.

Man fürchtet sich im Grunde genommen nicht vor dem Tode, sondern vor den schrecklichen Schmerzen. Sagen wir nicht oft: »Er hat nicht gelitten. Er hat es wirklich gut gehabt. Er war sofort tot. Er hat nichts gespürt.«

Ja, wir ertappen uns dabei, wie wir diese Menschen beneiden.

Ich habe versucht, alles Gelesene mit meinen Worten zu erklären.

Aber vielleicht habe ich so manchem dadurch die Angst nehmen können. Jährlich erkranken über 200 000 Menschen in Deutschland an Krebs. 200 000 Menschen fallen also ins schwarze Loch und erstarren vor Angst. Und niemand ist da und fängt sie auf.

Um ihnen Hoffnung und Vertrauen zu schenken, dazu reicht die Zeit nicht. Weil man damit kein Geld machen kann?

★

Für mich persönlich war es von unschätzbarem Wert, daß ich Frau Treben persönlich kennenlernen durfte. Eine Buchhandlung in Münster lud Frau Treben zu einem Vortrag ein. Mein Mann und ich gingen hin, und wir sollten unvergeßliche Stunden dabei erleben. Ganz besonders tief gerührt war ich, als eine junge Frau erklärte, sie habe Brustkrebs, doch Kräuter und Schwedenbitter hätten sie davor bewahrt, daß auch die zweite Brust befallen wurde.

Wir hörten nicht nur davon, sondern von vielen anderen geheilten Erkrankungen, welche die Ärzte nicht hatten heilen können. Mein Mann und ich waren tief betroffen.

In dem Vortrag selbst hörte ich Frau Treben immer wieder sagen, daß sie vieles von Pfarrer Kneipp aus dessen Schriften (Urfassung) genommen hätte. Sie hat also alles Wissen, was schon lange Zeit vorhanden war, zusammengetragen und zu einem verständlichen Buch gestaltet. Es ist in einfachen, klaren Worten geschrieben, so daß jeder Mensch es lesen und verstehen kann.

Langsam entwickelte sich bei mir so etwas wie eine Sucht. Nicht nur, daß ich jetzt alle Kräuter bei mir im Garten wissen wollte, deren Heilwirkung so groß war, nein, ich wollte jetzt auch der Sache auf den Grund gehen. Ich mußte es einfach wissen. Ich wollte alles lesen, was ich über meine

Krankheit nur irgendwie finden konnte. Und ich fand langsam heraus, daß ich sehr viel weiter zurückgehen mußte, als ich anfangs dachte.

Und wieder sollte ich sehr viel Glück haben.

Dieses Glück bescherte mir die Gräfin Sybille von Pálffy-Erdöd. Gleich zu Anfang meiner Erkrankung lernte ich sie schätzen. Sie war und ist mir noch immer eine sehr große Hilfe. Ich erzählte von dem Originalbuch von Pfarrer Kneipp und wie sehr ich es suche. Sie fand eine Neuausgabe der Urfassung in München und brachte sie mir mit. Ich sollte von der Gräfin noch sehr viele wichtige Bücher bekommen. Sie waren alle wie ein Meilenstein auf meinem so beschwerlichen Weg.

Ich wußte jetzt nicht nur, daß die Kräuter wirklich eine Gnade Gottes sind, ich spürte doch selbst, wie sehr sie mir halfen, die schrecklichen Nebenwirkungen ein wenig zu mildern und sie immer wieder abzuwehren, jetzt sollte ich durch Pfarrer Kneipp noch viel mehr erfahren.

Ich möchte hier nur einige Auszüge bringen und jedem Leser dringend raten, sich irgendwie dieses Buch zu beschaffen und es sorgfältig zu lesen. Es steckt so viel Wahrheit darin und hilft den Menschen, ohne Nebenwirkungen viele Krankheiten zu beseitigen. Vor allen Dingen lernt man begreifen, wie ein menschlicher Körper reagiert und funktioniert. Ich finde, das ist unendlich wichtig. Denn wenn man begreift, wie sich Krankheit und Gesundheit miteinander verbinden können, lernt man auch sehr schnell, wieder gesund zu werden.

Pfarrer Kneipp schreibt:

»All diese Krankheiten, welche Namen sie immer führen mögen, haben, so behaupten wir, ihren Grund, ihre Entstehungsursache, ihr Würzelchen, ihren Keim im Blute, vielmehr in Störungen des Blutes . . .

Die Arbeit der Heilung kann nur die zweifache Aufgabe haben: entweder muß ich das ungeordnet cirkulierende Blut wieder zum richtigen und normalen Lauf zurückführen, oder ich muß die schlechten, die richtige Zusammensetzung des Blutes störenden, das gesunde Blut verderbenden Säfte, Stoffe (Krankheitsstoffe) aus dem Blute auszuscheiden suchen.

Das Wasser, speziell (im besonderen) unsere Wasserkur heilt *alle überhaupt heilbaren Krankheiten.*«

Pfarrer Kneipp benutzte nicht nur Wasser, sondern auch Heilkräuter. Er beschreibt sie folgendermaßen:

»Alaun

Alaun ätzt, er eignet sich demnach für faule, bösartige Schäden. Ich habe gesehen, wie er selbst den noch nicht zu weit vorgeschrittenen Krebs am Weiterfressen hinderte.

Die Anwendung ist folgende:

Alaun wird entweder gepulvert d. i. zu feinem Staub zerrieben und direkt auf die Wunde aufgestreut, oder er wird in Wasser aufgelöst und die Auflösung in Form von Waschungen oder eingetauchten kleinen Linnenauflagen benützt.

Zinnkraut

Bei alten Schäden, faulenden Wunden, bei allen selbst krebsartigen Geschwüren, sogar bei Beinfraß dient Zinnkraut in außerordentlicher Weise. Es wäscht aus, löst auf, brennt gleichsam das Schadhafte weg. Das Kraut kommt entweder als Absud bei Waschungen, Wickeln, Auflagen oder indem es selbst in nasse Tücher eingehüllt und auf die leidenden Stellen gelegt wird, dann besonders bei gewissen Dämpfen zur Verwendung.«

Und über Krebs insbesondere schrieb der große Pfarrer Kneipp im Jahre 1888 (man sollte die Jahreszahl im Auge halten) folgendes: »Krebs!

Eine gar häufige Krankheit unserer Zeit sind die verschiedenartigsten Krebse. Es ist wohl kaum ein Teil des Körpers, der nicht vom Krebs oder krebsartigen Schäden zerstört werden könnte. Hat dieses Übel einmal weiter um sich gegriffen, so wage ich mit Wasser nichts mehr anzufangen; *Blut und Säfte* sind schon zu verdorben.

Von beginnenden Krebsübeln, auch von fortgeschrittenen kleineren Krebsschäden, sind mir mehrere Fälle vorgekommen. Sie konnten leicht geheilt werden. *Alle Anwendungen zielten lediglich hin auf die Reinigung des Blutes und der Säfte.*«

Als ich das las, konnte ich es einfach nicht fassen. Aber je länger ich darüber nachdachte, um so klarer wurde es mir. Versuchte man denn nicht durch die Chemobehandlung auch mein Blut zu reinigen? Von den Abwanderungen der Krebsgeschwulst? Aber zerstörte man damit nicht so unendlich viel? Ich trank noch immer meine zwei Liter Tee pro Tag und aß noch immer sehr viel Rohkost und auch Karotin nahm ich häufig zu mir. Und nicht nur das, ich duschte auch mit viel kaltem Wasser. Ich tat also instinktiv alles, um mein Blut zu reinigen.

Sollte es wirklich so einfach sein?

Kein Wunder, daß ich langsam in helle Aufregung geriet.

Aber da war die Chemobehandlung, die mich langsam, aber sicher immer mehr in die Zange nahm. Zu meinem allergrößten Erstaunen sollte ich aber dann nach der siebten Spritze feststellen, daß meine Haare wieder zu wachsen begannen.

Während meiner Leidenszeit habe ich genug Krebskranke erlebt, die einen kahlen Schädel hatten. Ich behielt die ganze Zeit zu einem Drittel mein Haar, und jetzt wuchs es schon wieder nach!

Wie ging das an?

Ich machte mir Gedanken darüber. Was war mit mir geschehen?

Nahmen die unscheinbaren, lächerlichen Kräuter, wie man sie lustigerweise im Krankenhaus nannte, der Chemo die Kraft? Konnten sie das denn? Wenn sie zu gar nichts nütze waren? Wieso reagierte ich so anders? Oder aber, halfen sie vielleicht mit? Oder nahmen sie der Chemo vollkommen die Schärfe? Aber das konnte nicht sein; denn ich litt ja immer mehr darunter.

Meine Zweifel wuchsen von Woche zu Woche. Ich hatte jetzt bereits meine achte Spritze überstanden. Aber ich war schon lange nicht mehr davon überzeugt, daß es die Chemo sein würde, die mir half. Im Gegenteil. Meine Zweifel wurden immer stärker!

Durfte ich sie abbrechen?

Es blieb nicht aus, daß ich mit meiner Familie über alles sprach, was ich las. Sie las es auch und machte sich ihre Gedanken darüber. Aber ihr Glaube an die Ärzteschaft war noch immer ungebrochen. Sie wollten es einfach nicht zulassen, konnten es in ihren Augen einfach nicht wagen, mich das machen zu lassen.

Sie klammerten sich an mich und glaubten wirklich, nur die Chemo würde mich ihnen weiterhin erhalten. Durfte ich mich dagegenstellen? Und wenn ich nicht recht behielt? Man würde mir dann immer einen Vorwurf daraus machen. Ich mußte mich weiter fügen.

★

Es war Dezember geworden.

Durch eine Freundin wurde ich gebeten, eine andere

Krebskranke zu besuchen, um ihr Hoffnung zu machen. Sie habe Lymphdrüsenkrebs und es ginge ihr gar nicht gut. Ob ich sie denn nicht mal besuchen könne.

Ich sagte zu. Denn langsam erwachte in mir etwas, und ich dachte, wenn mir die Kräuter so sehr helfen, dann kann ich ihr vielleicht ein wenig Linderung bringen, obwohl sie sich schon im dritten Stadium befinden sollte.

Vorher wußte ich nur, daß man sie im Mai operiert habe, es sei ihr immer schlechter gegangen, man habe sie auch zur Kur schicken müssen. Aber diese habe sie abbrechen müssen, weil sie keine Kraft mehr hatte. Und jetzt sei sie noch mehr geschwächt, da man vor einigen Tagen eine Leberspiegelung vorgenommen habe. Als ich das hörte, wurde ich fast zornig. Ich wußte inzwischen, wie sehr die Chemo die Leber angreift. Man macht also nur die Spiegelung, um zu sehen, wie weit die Krankheit fortgeschritten ist? Helfen kann man damit dem Patienten überhaupt nicht mehr. Im Gegenteil, die Operation und die Narkose schwächen ihn noch mehr. Also nur Versuchskarnickel? Oder warum?

Ich besuchte also die Frau und war tief erschrocken. Ich als Laie erkannte sogleich, daß sie am Ende war. Daß nicht mehr viel zu machen war. Sie litt schrecklich, besonders unter Kopfschmerzen, und immer wieder sagte sie mir, welch ein Grauen sie vor der Spritze habe und am Montag sei sie wieder dran.

Ich fühlte mich so hilflos und erbärmlich. Ich dachte nur immer wieder an die Worte von Professor Hackethal und dachte die ganze Zeit, die Ärzte müssen doch die Schwere der Krankheit gleich nach der Operation erkannt haben. Also mußte es sich um den Raubtier-Krebs handeln. Warum dann noch die Chemo? Warum nicht nur Operation und dann so lassen? Warum diese schreckliche Marter? Warum?

Tabletten lagen genug auf dem Schränkchen herum, sie

konnte sich großzügig bedienen. Aber auch die halfen schon nicht mehr, wie sie mir sagte. Sie litt nur noch schreckliche Qualen und dann die Angst, immerzu Angst!

An dieser Stelle möchte ich noch erwähnen, daß ich während der ganzen Zeit meiner Behandlung weder einen Tropfen Alkohol noch irgendeine Tablette zu mir genommen habe. Auch bei den schlimmsten Schmerzen habe ich es nicht getan. Ich wußte jetzt schon, daß jedes Medikament eine Nebenwirkung hat. Je geringer das Medikament, desto geringer die Nebenwirkung, je stärker die Pille, um so grausamer die Nebenwirkung.

Ich versuchte, der Kranken Mut zuzusprechen, aber es fiel mir so schwer, und sie war so kraftlos und hatte nichts mehr in sich, um zu kämpfen. Sie würde auch die nächste Spritze über sich ergehen lassen.

Wie sehr weinte sie und klagte mir: »Ach könnte ich doch bei meinem Kind sein. Warum nur diese schrecklichen Schmerzen.«

Ich wußte, sie kamen nicht vom Krebs, sondern es waren die Nebenwirkungen der Chemo. Um diesen Preis das Leben aufrechterhalten? Zum ersten Mal fragte ich mich, vielleicht würde sie länger leben, wenn man nur operiert hätte! Mein Gott, ich durfte einfach nicht weiterdenken.

Die junge Frau ist drei Wochen später gestorben.

Das war im Dezember.

Aber für mich sollte er auch ziemlich grausam werden!

★

Bei der nächsten Blutkontrolle erfuhr ich, daß ich sehr schlechte Leberwerte hätte. Das brauchte man mir erst gar nicht zu sagen, ich spürte es auch so. Man sprach von einer Leberspiegelung, die man machen müsse, wenn sich nichts ändern würde.

Ich sagte nichts dazu, ich war zu müde, zu kraftlos, zu sehr am Boden zerstört. Der Tod der jungen Frau hatte mich um vieles zurückgeworfen! Ich fand alles so sinnlos! Das Kämpfen! Wann kam ich an die Reihe? Wann war es bei mir so weit?

Nach der Spritze war ich sehr geschwächt und nicht nur das, ich besaß kaum noch Abwehrstoffe in mir.

Und dann bekam ich eine Grippe!

Mein Gott, ich dachte, das packst du jetzt nicht mehr! Jetzt kannst du nicht mehr! Jetzt geht das letzte Fünklein Mut von Bord.

Mein Mann dachte das gleiche und die Kinder auch. Mein Sohn stand an meinem Bett und blickte mich stumm an und dann flüsterte er: »Und wenn du gar nicht mehr gesund wirst?«

Es traf mich bis ins Mark!

Mein Mann glaubte, nun kriegt sie noch eine Lungenentzündung und dann ist alles aus!

Und dazu die kaputte Leber!

Ich hatte nur *zwei* Tassen des speziellen Tees trinken können. Dann nichts mehr.

Die Grippe hatte Vorrang.

Es war die Verlorenheit meines Kindes, die mich noch einmal aufraffte und kämpfen ließ. Noch dieses eine Mal, sagte ich mir.

Ich war so sehr geschwächt und so sehr krank. Ich brauchte ständige Pflege. Also ließ ich im Krankenhaus anrufen und anfragen, ob ein Bett frei sei.

Man erklärte mir: »Sie können kommen, zwar liegt in dem Zimmer eine Sterbende, aber wir haben Sie dann hier und dann können wir auch gleich mal Ihre Lunge röntgen.«

Dieser Ausspruch brachte mich wieder hoch.

»Und Sie glauben, davon geht die Grippe weg?« sagte ich hart.

Man war verblüfft.

Ich verzichtete auf das Bett.

Sicher, sie mußten ja annehmen, daß sich jetzt auch Metastasen in der Lunge befänden, aber ich hatte im Augenblick Grippe! Und keine verdammte Lust, mit meinem Fieber in einem kalten, zugigen Röntgenraum herumzuliegen und zu stehen.

Es wurde also ein Schlachtplan entwickelt. Viel half mir auch die junge Ärztin mit ihrem Rat. Ich sprach schon mal davon.

Mein Mann kam mittags nach Hause, kochte Essen und anschließend mußte dann mein Sohn für mich sorgen. Und wenn meine Tochter daheim war, dann diese.

Und wieder sollte es Frau Treben sein, die mich retten konnte. Ich nahm Thymian und Spitzwegerich, zusammen mit braunem Kandiszucker und Zitrone sowie Schwedenbitter. Davon trank ich am Tage und des Nachts so viel, bis mir der Tee fast aus den Ohren herauskam. Und dazu dann noch Tropfen vom Weißdorn. Um mein Herz zu stärken. Ich rieb mir Schwedenbitter auf die Brust, auf den Hals und zog ihn durch die Nase. Am Mittwoch hatte ich die Chemospritze bekommen. Nur 4 000 Leukozyten. Das ist knapp. Am Samstag bekam ich dann die Grippe, und am Sonntag auch noch die Regelblutung dazu. Ich war nur noch ein Eisklumpen. Seit der vierten Spritze bat ich immer wieder, es müsse etwas geschehen, ich könnte nicht alles beides verkraften, die Spritze und die Regel.

Antwort: »Dies wird endgültig die letzte Blutung sein. Glauben Sie einem erfahrenen Arzt. Ich weiß Bescheid. Sie brauchen sich keine Sorgen mehr zu machen.«

Meine Antwort: »Aber ich spüre doch schon, daß ich sie

bekomme. Schließlich bin ich lange genug damit vertraut und kenne die Anzeichen.«

Ich wurde nur milde angelächelt.

Bei der fünften Spritze wetteten wir. Der Oberarzt und ich. Er verlor, denn ich bekam die Blutungen weiter. Es geschah also nichts, weil es nicht sein durfte und man es nicht verstand. Also litt ich darunter. Und jetzt kam alles zusammen.

Gegen das Fieber, das sich jetzt auch noch einstellte, nahm ich kalte Halswickel.

Es war fast unglaublich! Ich war selbst sprachlos. Aber nach genau zwei Tagen hörte die Grippe fast auf. Nur noch die üblichen kleinen Randerscheinungen waren vorhanden. Aber die würde ich auch noch in den Griff bekommen. Und das bei meinem geschwächten Körper! Und das alles ohne Medikamente! All die Jahre hatte ich geglaubt, ohne Grippepillen nicht leben zu können.

Ich lebte wieder auf!

Ich hatte es überstanden. Trotz allem!

Ich konnte es kaum fassen.

Der tiefe Glaube an die Kräuter verstärkte sich seitdem immer mehr!

Mein zäher Wille und die Kräuter!

Nun mußte ich mich wieder aufpäppeln. Schließlich mußte ich in zwei Wochen wieder in die Klinik.

Dieses Gefühl, wenn man denken darf, ich bin wiedergeboren! Ich darf noch am Leben bleiben! Es ist einfach unbeschreiblich schön. Und das alles noch durch eigene Kraft!

Aber lange sollte ich mich nicht freuen.

Zuerst einmal behielt ich die Halsschmerzen bei. Sie kamen von den scheußlichen Tabletten, Endoxan genannt. Sie machten alles kaputt. Nicht nur die Spritze, die Tabletten waren der eigentlich Hammer, in Verbindung mit der

Spritze. Sollten sie mich doch noch schaffen?

Denn genau nach vier Tagen bekam ich erneut die Regelblutung und diesmal fürchterlich stark. Ich war am Verzweifeln.

Ich rief in der Klinik an und sprach mit dem Oberarzt. Er sagte mir: »Wenn Sie länger als zwölf Tage anhalten, dann müssen Sie sofort kommen.«

Ich wollte nicht operiert werden. Ich mußte es einfach schaffen. Also trank ich Misteltee, der für diese Sache empfohlen wurde. Es war merkwürdig, wenn ich mich an die genauen Zeiten hielt, blieb die Regelblutung weg, trank ich zu wenig, kam sie wieder. Ich brauchte insgesamt zwölf Tage, dann hatte ich das auch wieder geschafft. Aber ich war jetzt doch sehr geschwächt.

Inzwischen hatten wir schon Januar.

Am 31. Januar habe ich in meinem Tagebuch vermerkt: »Ich habe endlich meine Perücke zum Teufel geschickt. Ein wundervolles Gefühl. Jetzt fühle ich mich schon wieder ganz anders.«

Am nächsten Tag muß ich zur zehnten Spritze. Als ich ohne Perücke erscheine, ist man erstaunt. Meine Blutwerte sind auf 4 500 Leukozyten gestiegen. Ein guter Start. Und was ich einfach nicht glauben will, meine Leberwerte sind wieder normal. Und ich hatte doch nur zwei Tassen von dem betreffenden Tee getrunken.

Am gleichen Tage erfahre ich, daß der Sohn von einer Krankenschwester auf der Station gestorben ist. Er hatte auch Krebs, war vierzehn Jahre alt und als man ihn einlieferte voller Metastasen. Und doch hat man die Chemo angewandt, sogar alle drei Wochen. Damals wußte ich schon, er würde es nicht mehr packen. Immer mehr begreife ich die Grausamkeit der Medizin. Hätte er die paar Monate nicht besser verbringen können?

Die Ärzte sehen mich ohne Perücke und sind zum ersten Male sehr nachdenklich. Nun lachen sie nicht mehr über meine Kräuter. Aber wissen wollen sie auch nichts davon. Nur verwundert und erstaunt sind sie. Und dann glauben sie die richtige Lösung gefunden zu haben.

Nach der Visite unterhält man sich im Flur und dann wird die Nonne zurückgeschickt zu mir. Die Tür bleibt offen, damit man auch alles hört. Und was muß sie fragen? »Frau Friebel, geben Sie es doch zu, Sie haben die ganze Zeit kein Endoxan genommen. Darum der Unterschied bei Ihnen. Das ist es doch, nicht wahr?«

Ich blickte sie ruhig an und antwortete: »Glauben Sie denn, daß ich so blöd bin und mich selbst betrüge? Nein, Irrtum, ich habe es die ganze Zeit genommen. Obwohl ich es selbst bezahlen muß.«

Sie glaubte mir, denn wir respektierten uns und sie weiß, ich belüge mich nicht. Es wäre doch der reinste Unsinn gewesen.

Ob die Ärzte mir glauben?

Sie reden jetzt nicht mehr gerne mit mir über meine Krankheit. Ich bin für sie ein absoluter Sonderfall. Doch natürlich geben sie es nicht zu. Können es einfach nicht zugeben, denn dann müßten sie mir ja recht geben. Oder was noch viel schlimmer wäre, sie müßten darüber nachdenken. Und das darf man wirklich einem *Arzt nicht* zumuten, denn schließlich und endlich bin ich ja nur ein Laie und dann sind es doch bloß mickrige Kräuter. Unsinn!

So einfach macht man es sich!

Wieder zu Hause.

Zum ersten Male habe ich das Erbrechen im Griff! Dafür aber schreckliche Halsschmerzen.

Aber dafür sollte ich nochmals durch die Hölle gehen.

Denn diesmal bekam ich es mit der Wirbelsäule. Das war so grausam, als hätte man mir mit einem glühenden Schwert den ganzen Rücken aufgerissen. Ich kann nur liegen und zur Decke starren. Ich kann mich nicht mehr allein bewegen. Nicht mehr auf die Seite rollen. Dazu muß ich meine Arme benutzen und dann geht es auch nur zentimeterweise. Es ist furchtbar. Ich kann weder stehen noch sitzen, nur flach auf dem Rücken liegen. Nur dann knan ich ein wenig die Schmerzen ertragen. Dazu die fürchterlichen Halsschmerzen.

In mir steigt Bestürzung auf.

Was ist, wenn ich alle zwölf Spritzen hinter mir habe und dann ein Krüppel bin? Dann bin ich eine Last für meine Familie. Ich kann dann gar nichts mehr tun. Nur mich versorgen lassen und zur Decke starren.

Ist das noch ein Leben?

War alles vergebens? Ist das also das Ende?

O Gott, ich bin bald am Ende!

Wieder nehme ich mir die Kräuterbücher zur Hand und finde darin, daß bei Nervenentzündungen, denn um solche kann es sich doch nur handeln, Brennesseltee wirken soll. Ich lasse alle anderen Tees fort und trinke nur ihn. Mir geht es langsam besser.

Diesmal bekomme ich keine Regelblutung. Wahrscheinlich, weil ich die vorherige zweimal bekam und dann auch noch so anhaltend. Zum ersten Male muß ich mich damit nicht abplagen, während ich die Spritze bekommen habe und darunter leide. Wieder brauche ich viele Tage, um mich zu erholen. Aber ich schaffe es auch diesmal. Ich bin wieder bereit, meinen Haushalt selbst zu übernehmen.

Wieder bin ich munter wie ein Fisch. Und ich vergesse meine Kräuter nicht. Sie sind jetzt mein Lebenselixier. Und in all den Monaten lese ich immer wieder in der Zeitung, daß man Medikamente verbietet, weil sie gefährlich sind. Ich habe mir alle Artikel ausgeschnitten und kann nur noch staunen.

Um diese Zeit erhalte ich dann das Buch »Bittere Pillen« geschenkt. Inzwischen wissen alle meine Bekannten, was ich suche.

Zuerst suche ich nach einem guten Halsmittel. Denn der Hals macht mir schreckliche Sorgen. Ich werde die Schmerzen nicht mehr los. Und die Angst, es könne sich um Kehlkopfkrebs handeln, läßt mich nicht mehr los. Das ist ja so schrecklich an unserer Krankheit, wenn man irgendwo ein Zipperlein spürt, muß man aufpassen, daß man nicht gleich in Panik gerät.

Und was lese ich da? »Lutschtabletten sind teure Bonbons. Jährlich 38 Millionen verkaufte Packungen solcher Mittel bringen den Multis Jahr für Jahr leicht verdientes Geld. Jahresumsatz 114 Millionen DM. Stoffe, die gegen Bakterien wirken, sind wenig sinnvoll. Lutschtabletten mit antiseptischen Substanden bei vorübergehenden Infektionen nicht zu empfehlen.

Mundspül- und Gurgelmittel: Salbeitee tut's auch!«

Das hatte ich ja schon eine Weile lang getan, aber weil ich mal wieder an die Medizin glaubte (zwischendurch verfalle ich ihr doch auch noch), so hatte ich es unterlassen und mir Lutschtabletten gekauft, weil ich endlich nach Wochen einen gesunden Hals haben wollte. Ich ließ sie fort und gurgelte jetzt nur noch mit Salbeitee und gurgelte mit Schwedenbitter. Das war wirklich keine Kleinigkeit. Aber ich tat es tapfer und siehe da, endlich stellte sich ein Erfolg ein. Er hätte sich gewiß viel früher eingestellt, wenn ich beim Gurgeln geblieben wäre.

Natürlich wollte ich auch wissen, ob ich in »Bitteren Pillen« etwas über meine Krankheit fand. Und so suchte ich und fand einen Artikel, der mir die Haare zu Berge stehen ließ.

»Publikationen und Behauptungen auf dem Gebiet der Krebserkrankungen sind ebenso häufig wie widersprüchlich. Ob unter dem Titel ›Krankheit als Industrieprodukt‹ oder ›Krebs – eine Erbkrankheit‹, seit Jahren wird versucht, die entscheidende Ursache für Krebserkrankungen zu finden.

Die unterschiedlichen Meinungen zeigen deutlich, wie unsicher die medizinische Wissenschaft auf dem Gebiet der Krebserkrankungen noch ist – trotz der *Milliardenbeträge*, die hier in Forschung schon investiert wurden.

Trotz der widersprüchlichen Meinungen über die Ursachen der Krebserkrankungen gilt es heute als sicher, daß zahlreiche Chemikalien und Industriestoffe eine zumindest krebsfördernde Wirkung haben. Diese Beobachtungen sind nicht neu. Schon *1779* fand der Mediziner Percival Pott, daß Kaminkehrer sehr häufig an Hodenkrebs erkranken. Als Ursache entdeckte er die Kohlenwasserstoffe im Ruß.

Trotz *200 Jahre* Beobachtung des Zusammenhangs zwischen Arbeitsbedingungen und Krebserkrankungen hat sich nicht viel geändert. Viele Ursachen, die längst bekannt sind, *werden nicht beseitigt* – auch heute, wo Arbeitsplatzerhaltung vor Gesundheit geht. Allein eine Verbesserung der Luft könnte eine Reduktion der tödlichen Lungenkrebserkrankungen bis zu 25 Prozent bewirken. Mit Ausnahme der Magenkrebserkrankungen ist der Prozentsatz der Erkrankten in städtischen Gebieten weitaus höher als in ländlichen.«

Des weiteren ist bezüglich der Behandlung zu lesen, daß in der Regel versucht wird, durch Operation, Strahlenbehandlung und Medikamente (Zytostatika) ein Fortschreiten der Krankheit zu verhindern.

Die Zeitschrift »Arzneiverordnung in der Praxis« wird

erwähnt. Dort wird ausgeführt, daß unnötige Belastungen und Verstümmelungen unterbleiben sollten, wenn eine Operation oder Bestrahlung keine Aussicht auf Erfolg hat.

Eine Kooperation mit Spezialärzten bei der Behandlung wird dringend angeraten, um den Patienten vor zu starken therapeutischen Belastungen zu schützen.

Mir gab der Satz zu denken: »Jede Form von Behandlung, ›die nicht sicher zur Heilung führt, stellt ein Experiment dar‹, das legitim sein kann. ›Ein unkontrolliertes Behandeln nach individuellen Einzelerlebnissen ist jedoch angesichts bereits gesicherten Wissens nicht mehr vertretbar.‹«

Über die Medikamente (Zytostatika) wird berichtet, daß es sich um Zellgifte handelt, die zum Ziel haben, nur die Krebszellen auszurotten, davon aber weit entfernt seien. Sie würden auf alle sich schnell teilenden Zellen wirken, also auch auf das blutbildende System, die Schleimhäute, die Keimzellen. Alle würden das Immunsystem, das *Knochenmark*, Magen, Darm und vieles mehr schädigen.

Diese Zytostatika wirkten manchmal lebensverlängernd, jedoch mit solchen Nebenwirkungen, daß die »Arzneiverordnung in der Praxis« ausführt: »Wenn die durch die Therapie gewonnene Lebensspanne wegen der Nebenwirkungen nicht mehr als lebenswert empfunden werden kann oder sogar durch eine vermeidbare Komplikation bedroht wird, stellt sich die Frage nach dem Sinn einer an sich hilfreichen Therapie.«

Es wird empfohlen, diese Frage im offenen Gespräch zwischen Arzt und Patienten bzw. dessen Angehörigen zu klären.

Dann folgt der Hinweis, daß die in »Bittere Pillen« abgedruckten Umsatztabellen sich nur auf die von niedergelassenen Ärzten vorgeschriebenen Krebsmittel beziehen. Da Zytostatika jedoch hauptsächlich im Krankenhaus angewendet würden, gäben sie nur einen *kleinen* Teil des tatsächlichen Umsatzes wieder.

Endoxan-Jahresumsatz 2 199 200 DM.

Als ich das alles las, war ich fix und fertig.

Und was hatte mir mein Arzt vor der Behandlung gesagt: »Wir haben die Sache völlig im Griff! Wir lassen Sie noch nicht mal etwas unterschreiben. Sie können sich ganz auf uns verlassen.«

Das Knochenmark wurde also auch geschädigt!

War es jetzt soweit mit mir?

Kam ich deswegen fast um vor Schmerzen?

★

Die elfte Spritze!

Mit dem Wissen, was ich mir langsam angelesen hatte, wolle ich es jetzt ganz genau erfahren. Und so erzählte ich dem Chefarzt und dessen Oberarzt von den schrecklichen Rückenschmerzen.

»Kann sich das Knochenmark verändern? Hängt es mit der Spritze zusammen?«

»Nein, ganz und gar nicht. Davon haben wir noch nie was gehört.«

Wußten sie es wirklich nicht, oder wollten sie mir keinen Schrecken einjagen?

Und dann wurde es richtig lustig.

»Sie haben sich ja die ganze Zeit geweigert, ein Szintigramm machen zu lassen, Frau Friebel.«

Es war zu traurig, um zu weinen.

Als ich nach der elften Spritze nach Hause kam, wußte ich, ich bin am Ende! Ich kann nicht mehr. Es ist aus! Ich bin fix und fertig. Bis jetzt hatte ich alles getan, was man von mir verlangt hatte. Aber jetzt konnte ich einfach nicht mehr meinen Glauben an diese Therapie aufrechterhalten. Ich wußte einfach zuviel.

Wahrscheinlich hat mich dieses Wissen vor vielen weiteren Schäden bewahrt.

Meine schrecklichen Rückenschmerzen fingen wieder an. Schon das half mir, meinen Entschluß noch zu festigen. Ich durfte einfach nicht zum Krüppel werden. Niemals! Dann lieber ein schnelles Ende, sagte ich mir. Aber nicht mehr weiter.

Mein Tee päppelte mich noch einmal auf. Körperlich wurde ich langsam wieder fit und konnte nach zehn Tagen den alten Trott aufnehmen. Aber mein seelisches Gleichgewicht war dahin. Ich war am Ende meiner Kräfte angelangt.

Elf Monate lang hatte ich gekämpft. Immer wieder hatte ich ganz von vorn angefangen. Hatte mich nicht beirren lassen. Doch jetzt war ich ausgelaugt.

★

Am Mittwoch, dem 28. März 1984, ging ich zum letzten Mal in den Knast, wie das Krankenhaus bei mir hieß. Es war für mich jedesmal eine schreckliche Sache. Wenn ich während der achtundzwanzig Tage, die ich außerhalb verbrachte, mal an dem Krankenhaus vorbei mußte, war es für mich furchtbar. Diese gleiche Erfahrung machten auch andere Patienten, wie sie mir gestanden. Man macht um diesen Kasten einen großen Bogen.

An diesem Tage also suchte ich das Krankenhaus auf und teilte den Schwestern sofort mit: »Die letzte Spritze möchte ich nicht mehr haben. Sie können sie mir meinetwegen in Rechnung stellen, aber ich nehme sie nicht mehr.«

Auch dem Arzt, der mir das Blut abnahm, sagte ich es klipp und klar. Ich käme zwar am Abend ins Krankenhaus, denn ich wollte mich morgen zur Enduntersuchung vorstellen.

Man sagte nichts mehr.

Inzwischen hatte man endlich begriffen, wenn ich mich für etwas entschieden hatte, dann würde ich es nicht mehr umstoßen.

In mein Tagebuch schrieb ich: »Werde keine Spritze mehr nehmen. Dieses Kapitel ist also nun auch abgeschlossen. Gehe am Abend in den Knast für die Enduntersuchung. Jeder muß die Verantwortung für seinen Körper selbst übernehmen, dann ist er schon halb gesund.«

Das Leben muß Spaß machen, nur dann lohnt es sich zu leben.

Zum ersten Mal wich das Grauen vor dem Krankenhaus von mir. Das war sehr wichtig, denn ich weiß ja, daß ich nach einer gewissen Zeit das Krankenhaus wieder in Anspruch nehmen muß, und zwar, wenn man mir eine neue Brust anfertigen soll.

Am nächsten Tag wurde ich dann der Untersuchung zugeführt. Ich sagte meinem Arzt sogleich: »Ich laß aber keine Mammographie an mir vornehmen.«

Er sagte nichts darauf.

Soweit alles klar. Mein Unterkörper war auch noch immer in Ordnung.

Aber dann wurde mir eröffnet: »Sie müssen jetzt ein Jahr lang ein Hormon zu sich nehmen. Das *soll* helfen, den Krebs zu besiegen.«

»Soll?«

»Sie müssen es nehmen. Das ist sehr wichtig.«

Ich blickte ihn ruhig an und sagte ihm: »Mein Körper wurde ein ganzes Jahr mit Giften vollgepumpt. Wird es jetzt nicht langsam Zeit, daß ich mich entgifte? Ich brauche meine Abwehrkräfte für vieles. Ich nehme das Gift nicht ein.«

Er war sehr bestimmt.

»Aber sicher müssen Sie das nehmen, Frau Friebel. Daran geht kein Weg vorbei. Glauben Sie mir, wir wissen es besser. Ich weiß, daß Sie sich gegen vieles auflehnen. Aber hier geht kein Weg vorbei, wenn Sie nicht wollen, daß die Krankheit erneut ausbricht.«

»Und wenn sie wieder ausbricht, was dann?«

»Nun, dann werden wir wieder eine Chemobehandlung vornehmen.«

Ich blickte ihn groß an.

»Sie können gleich in meiner Akte vermerken, daß ich mich nie mehr einer Chemobehandlung unterziehen werde. Eine Zytostatikabehandlung reicht mir für alle Zeiten. Und auch bestrahlen lassen werde ich mich nie mehr.«

Er grinste nur und meinte sarkastisch: »Nun, Sie werden da ganz anders denken, wenn Sie wieder einen neuen Fall von Krebs haben.«

»Nein, werde ich nicht. Niemals mehr!«

Er vermerkte es in meiner Akte. Geglaubt hat er mir aber ganz sicherlich nicht.

Wir sprachen noch sehr viel, aber immer wieder fing er von dieser Hormonbehandlung an.

»Da geht kein Weg daran vorbei.«

Sollte ich ihm sagen, was ich bei Professor Hackethal über den chemischen Giftkrieg gelesen hatte? Er beschreibt diesen ausführlich bei Prostatakrebs. Aber er gilt für alle anderen Krebsarten auch.

»Chemischer Giftkrieg mit gegengeschlechtlichen Hormonen (= Östrogenen) und Zell-Killern (= Zytostatika)

Kritik

1. Immer bleiben größere Krebsherde zurück
2. Entmannung (= chemische Kastration)
   a) Impotenz

b) Körperliche Feminisierung
c) Seelische Entpersönlichung
3. Schwere *(teils tödliche)* Herz-Kreislaufschäden.
4. Vernichtung des Notdienst-Gewebes (RES)

Alle Erfolgsstatistiken über Lebenszeitverlängerung sind unwahr!

Östrogene *nur* als Schmerzhemmer,

Zell-Killer *nie* nützlich.«

Ich war einfach zu lustlos, mich auf eine längere Debatte mit meinem Arzt einzulassen. Ich würde es nicht tun und damit basta.

Ich wurde dreimal untersucht und immer wieder fing man von diesen Hormonen an. Man hatte mich nicht nur verstümmelt, mich nicht nur total geschwächt, jetzt sollte ich also auch noch quasi zum Manne werden; denn ich sollte ja männliche Hormone erhalten. Nicht nur eine seelische Entpersönlichung würde stattfinden, Bartwuchs und ähnliches, nein, so ganz nebenbei erhielt ich dann auch noch eine teils tödliche Herz-Kreislaufschwäche.

Übrigens, über die Nebenwirkungen wurde mir gar nichts gesagt. Absolut nichts! Nicht ein Wort. Ich fragte auch nicht danach, weil ich ja schon alles wußte. Aber das wiederum konnte ja mein Arzt nicht wissen. War es nicht seine Pflicht, mich aufzuklären? Oder war er sogar noch froh, daß ich nicht fragte? Es hätte ihn doch stutzig machen müssen, daß ich *eben nicht* fragte, weil ich doch sonst alles bis ins kleinste wissen wollte.

Nach der zweiten Untersuchung, ich weigerte mich noch immer, wurde der Oberarzt auf einmal angewiesen, in meinen Akten nachzusehen. Und er kam zurück mit dem Wort: »Negativ«. Plötzlich hieß es, ich brauche die Hormone gar nicht zu nehmen.

Jetzt war ich noch viel sprachloser als vorher. Denn vorher drang man buchstäblich in mich, ich müsse sie nehmen, und jetzt auf einmal nicht mehr?

Jetzt wollte ich sie angeblich, denn ich wollte nur den Grund des plötzlichen Sinneswandels erfahren. Und da erklärte man mir kurz, jeder Mensch sei anders gepolt. Ich sei negativ, und deswegen brauchte ich sie gar nicht.

Mehr bekam ich aus ihnen nicht heraus. Aber mein erster Gedanke war, wenn ich mich nicht so geweigert hätte, sondern einfach stillschweigend, wie so viele, bestimmt alle Krebspatienten, ihm vertraut hätte, dann hätte ich also brav die Hormone genommen!

Man entließ mich, mit der Auflage, mich in einem viertel Jahr wieder vorzustellen.

Ich hatte also dieses Jammertal durchschritten!

Endlich! Ich war frei!

Aber ich wußte genau, durch Chemokrieg und Operation hat man mir meinen Krebs nicht genommen. Er war noch in mir. Und es lag jetzt bei mir, ihn nicht wieder hochkommen zu lassen, oder noch besser, ihn mit meinen Mitteln zu bekämpfen.

Davon hatte ich ja eine ganze Menge!

Also hörte ich nicht auf, meinen Tee zu trinken. Ich reinigte das Blut mit Brennessel und nahm in den Sommermonaten zu allen Salaten und Knödeln, fast zu allen Soßen, Brennesselblätter und Löwenzahnblätter. Sie schmeckten übrigens ausgezeichnet.

Ich habe viel gelernt und mein fester Glaube, daß Kräuter tatsächlich heilen können, vertiefte sich immer mehr.

Auch hörte ich nicht auf, weiterhin alles über meine Krankheit zu lesen.

Gleich nach Schluß meiner Behandlung fiel mir dann ein Buch in die Hände. Ich kaufte es auf einem Flohmarkt. Es sollte wieder so etwas wie ein Markstein in meinem Leben werden.

★

Um dem Leser das Ganze wirklich begreiflich zu machen, muß ich ein wenig über den Bilz-Band erzählen.

F. E. Bilz war kein Arzt, er besaß in Dresden-Radebeul eine Natur-Heilanstalt. Über seine Erfahrungen schrieb er ein Buch. Meine Ausgabe ist von 1902. Inzwischen waren schon viele Millionen von dem Buch verkauft worden. Das Wissen, das in diesem Buch zusammengetragen wurde, liegt also weit vor 1902. Ich konnte das Ganze zurückverfolgen bis 1894. Inzwischen war schon die vierzigste Auflage herausgekommen. Es ist ein grandioses Werk, und viele berühmte Persönlichkeiten aus der damaligen Zeit waren durch dieses Heilverfahren geheilt worden. Warum das so war, werde ich noch näher erläutern.

Jetzt möchte ich aber wörtlich wiedergeben, was dieser Herr Bilz über die Krebserkrankung geschrieben hat. Und welche Erfahrungen er damit gemacht hat.

Ich betone die Jahreszahlen nur deswegen so ausdrücklich, um Sie, verehrte Leser, darauf aufmerksam zu machen, wie lange dieses Wissen um diese Krankheit schon bekannt ist und daß man heute, 1985, nicht einen Schritt weitergekommen ist. Im Gegenteil, man macht es den Kranken nur noch schwerer.

Hier also F. E. Bilz: »Krebs

Krebs ist eine auf Säfteentartung beruhende langwierige (chronische) Krankheit. Es gibt verschiedene Formen und Sitze z. B. Gebärmutter, Brustdrüsen, Lippen, Zunge, Magen, Mastdarm, Grimmdarm, Bauchfelldrüse, Speiseröhre, Harnblase, Speicheldrüsen, Augen, Leber, Nieren, Hoden, Eierstock, männliches Glied, Knochenkrebs etc., alle aber sind mit gleichzeitigen Zerstörungen, Verjauchungen und eiternden Stellen verbunden. Meist ist der Krebs dem höheren Alter (40 bis 50 Jahre) eigen, er ist mehr bei dem weiblichen als bei dem männlichen Geschlecht anzutreffen. Auch kann die Anlage zu dieser Krankheit eine erbliche sein.

Krankheitsbeschreibung

Eine äußerst bösartige, schmerzhafte und im späten Stadium übelriechende Geschwulst, die die Kräfte des Kranken rasch aufbraucht und in ihrem späteren Verlauf in Geschwürsform übergeht.

Ist eine Person bereits seit längerer Zeit von Krebs befallen, so wird ihr Aussehen ein fahles, die Hautfarbe eine gelbliche, die Ernährung wird eine immer schlechtere und bei hochgradiger Abmagerung schwinden die Kräfte sichtlich.

Je wichtiger das erkrankte Organ ist, je schneller ist der Verlauf im Anfang; je tiefer das Leiden, desto schwieriger die Heilung und desto schneller der Tod.

Über die Ursachen der Krebserkrankung ist noch nichts mit Sicherheit festgestellt. Wahrscheinlich handelt es sich dabei um eine abnorme Blutbeschaffenheit, welche in bestimmten, besonders geschwächten Teilen des Körpers zur Bildung der Krebszellen Veranlassung gibt.

Kurvorschrift:

Die Aussicht auf Heilung ist hier eine etwas geringe. Vor allem ist zur Linderung milde Hautpflege, und zwar täglich ein 26 bis 27 Grad (warmes) Bad mit sanfter Begießung der ergriffenen Stellen und ganz reiz- und fleischlose Kost zu beobachten (unter den pflanzen- und fruchtessenden Ureinwohnern Ostindiens ist die Krebskrankheit ganz unbekannt), alsdann viel Genuß frischer Luft, Schlafen bei offenem Fenster.

Die Krebswunden sind durch öftere Ausspülungen mit reinem Wasser oder Kamillenabkochungen zu reinigen, auch sind bisweilen beruhigende oder erregende Umschläge anzulegen. Im ersten Stadium sind wöchentlich 3 bis 4 Ganzdampfbäder mit darauffolgender Ganzpackung und Bad nebst Begießung oder statt dessen Bettdampfbäder, ebenfalls mit darauffolgendem Bad, von Nutzen. Wo tunlich, sind auch täglich Dampfungen bzw. Dampfkompressen anzuwenden, worauf man den erkrankten Teil in ein örtliches 22- bis 24-Grad-Bad bringt und daselbst sanft übergießt, worauf ein 22 bis 24 Grad (lauwarmer) ziemlich feucht gelassener, beruhigender bzw. erregender Umschlag zu legen ist. Auch dürfte Stärkungskur, Regenerationskur oder nach Befinden nur Vorkur einzuleiten sein.

Krebs (aus Pastor Königs Buch ›Die Naturheilmethode‹).

Diese Krankheit gilt gewöhnlich für unheilbar, haben jedoch noch keine argen Zerstörungen stattgefunden, dann kann durch Naturheilverfahren wohl noch Heilung oder noch wesentliche Besserung geschaffen werden. Die medizinische Schule glaubte, durch Schneideoperationen Heilung herbeiführen zu können. Wie aber das Zutreten der Donauquellen durch jenen Handwerksburschen in Donaueschingen die Donau keineswegs durch Wassermangel kennzeichnete, ebensowenig helfen bei Krebs alle Schneidereien, selbst wenn sie durch den Schneidemeister Billroth ausgeführt werden. Ein ausgeschnittener Pförtner (Pylorus) ist nimmer durch Kunst zu ersetzen; wird auch der Darm an den Magen geflickt, so ist zwar die Verbindung hergestellt, indes nur eine tote Verbindung, denn es fehlt der lebendige, elastische Schluß, der über den Durchlaß wacht, und die ganze wissenschaftliche Arbeit ist – Flickwerk, welches zum Tode führen muß. Billroths auf solche Weise beschnittenen Personen sind auch nie lange am Leben geblieben. Die scheinbar glücklichen Operationen freilich wurden der Welt durch die große Lärmtrompete verkündet, aber den gar bald erfolgten Tod verschwiegen des Sängers Höflichkeit und auch die z. B. fast noch ganz im Dienste der Wissenschaft stehende Presse. Anstatt das Übel, Säftedegeneration, an der Wurzel zu fassen, schneidet die hohe (medizinische) Schule die Teile ab oder aus, an denen die Ausscheidung stattfindet. So hat man im letzten Sommer einem noch jungen Mann, dessen Säfte aber gründlich verdorben waren, den Arm, an dem die Ungehörigkeiten sich ausschieden, abgesäbelt und sich mit solch wahrhaft ›wissenschaftlichem‹ (?) Beginnen noch gebrüstet.

›Der arme Mann wird sterben‹, sagte ich, als ich das Unerhörte vernahm, und nach sechs Monaten war er eine Leiche. Natürlich! Die Unreinlichkeiten blieben nunmehr im Körper, ihrer Abzugsquelle beraubt, so dem Gesamtlebenstriebe den Tod bringend. O Ihr armen Opfer! Hättet Ihr die Naturheilmethode in ihrer ganzen Größe gekannt und noch rechtzeitig angewandt, Ihr wäret noch unter den Lebenden. Was tut nun der Naturarzt bei Krebs? Er verordnet die allerstrengste Diät, die neben stets reiner Luft zum Atmen in einfachster Kost besteht, nämlich: früh und abends aus Obst und ungesäuertem und ungesalzenem Brot, mittags aus leichtester, mildester, gänzlich gewürzloser, kühler Speise. Getränk: reines Wasser und Obst. (Strenge Mäßigkeit bis zum Hunger.) Außerdem Ganzpackung, Pakkung der erkrankten Stellen etc., möglichst viel Bewegung im Freien.

Krebs (Aus Dr. Kles Buch ›Diätetische Kuren‹).

Frau v. R., 43 Jahre alt, litt an Gebärmutterkrebs. Seit vier Monaten üble Ausscheidungen, unregelmäßige heftige Blutungen, verfallenes Aussehen, Abmagerung, Schwere und

Schmerzen im Unterleibe. Nach den ersten drei Wochen der Kur bereits Aufhören der schlimmsten Symptome und zunehmende Frische. Später vierwöchentliche regelmäßige Periode. Patientin verließ bedeutend gebessert die Anstalt.

Krebs – Frau L. M., 54 Jahre alt, ein halbes Jahr vor Beginn der Kur war ihr die von Krebswucherungen zerstörte, linksseitige Brustdrüse operativ entfernt worden und schon bald nachher fanden sich sowohl in der betreffenden Achselhöhle als auch an der inneren Armfläche zahlreiche Drüsen entzündlich geschwollen. Patientin litt bei ihrem Eintritt in die Anstalt unerträgliche Schmerzen und zeigte ein hochgradiges Fieber. Bald milderte sich jedoch der Zustand unter dem äußerst günstigen Eingreifen der Kur, die unmittelbare Lebensgefahr trat weit zurück und schon nach fünfmonatiger Anwendung der diätetischen Heilweise konnte sie bedeutend gebessert entlassen werden.«

Man rufe sich nochmals ins Gedächtnis zurück, dies alles wußte man also schon vor 1894!

Man will es sofort als Märchen abtun und fragt sich wirklich allen Ernstes, das kann doch nicht wahr sein! Das darf es einfach nicht! Unsere moderne Wissenschaft die weiß es doch viel besser. Auch wenn man zugleich in diesem Buch lesen kann, daß man Rheuma mit *Kälte* behandeln muß, damit die erkrankten Stellen besser durchblutet werden, daß man an die Säuberung des Blutes denken muß und mit Diät sehr viel ausrichten kann. Das steht auch in dem Buch!

Wenn man in der heutigen Zeit die Presse sehr genau verfolgt, findet man dort Erstaunliches! Da hat man angeblich *entdeckt*, Kälte und Diät seien gut für Rheuma! Entdeckt! Was gibt es denn da zu entdecken?

Doch ich will beim Krebs bleiben.

Als ich also dieses las, konnte und wollte ich es einfach nicht glauben. So einfach sollte es im Grunde genommen sein, Linderung und möglicherweise Heilung zu erlangen? Bei dieser schrecklichen Krankheit? Die Geißel unserer Menschheit?

Unmöglich!

Wirklich unmöglich?

Man bekommt das blanke Grausen, wenn man ein ganz anderes Buch in die Hände bekommt!

Und zwar das Falken-Handbuch »Bio-Medizin – Alles über die moderne Naturheilpraxis«.

Erschienen 1983

Und dort liest man ganz andere Dinge: Stoffwechselstörungen!

★

Stoffwechsel

Darunter versteht man das teilweise stete Absterben und sich wieder Erneuern des Körpers in allen seinen Bestandteilen. Es geht also in unserem Organismus ein immerwährendes Sichverjüngen und Absterben (Mausern) vor. Der Mensch wird, wie man annimmt, in 6 bis 7 Jahren (Kinder in noch früherer Zeit) ein ganz neuer Mensch, das Alte wird infolge Stoffwechsels ausgeschieden und das Neue durch Nahrung, Luft, Wasser, Wärme, Licht etc. immer wieder gebildet. (Der Stoffwechsel beruht auch mit auf dem fortwährenden Verbrennungsprozeß, welcher unmerklich durch den eingeatmeten Sauerstoff unterhalten wird.) Die Faktoren des Stoffwechsels sind demnach ungestörter Blutkreislauf, die Atmung, die Verdauung und die Ausscheidung. Länger anhaltende Störungen hierin erzeugen Krankheiten.

Um den Stoffwechsel regelmäßig zu unterhalten, wird Hautpflege, als tägliche Ganzabreibung oder Bad und hin und wieder Dampfbäder oder Bettdampfbäder, täglicher Stuhl, Genuß frischer Luft, Bewegung im Freien, Heilgymnastik etc. vonnöten, zumal bei Personen mit viel sitzender Lebensweise.

Auszug aus dem Bilz-Buch über den Stoffwechsel.

In dem Falken-Handbuch, Artikel »Krebs muß nicht tödlich sein«, steht vermerkt:

»Die Schulmedizin betrachtet Krebs als lokale Krankheit, die erst durch das hemmungslose Wachstum der Krebszellen und die Aussaat von Tochtergeschwülsten zur lebensbedrohlichen Allgemeinkrankheit wird. Warum gesunde Zellen krebsartig entarten, kann die offizielle Krebsforschung bisher im Grunde nicht erklären.

Aus ganzheitsmedizinischer Sicht beginnt Krebs lange vor dem Auftreten des lokalen Tumors mit einer *krankhaften Stoffwechselstörung, die den ganzen Körper betrifft.* Die Geschwulst stellt also das bereits fortgeschrittene Stadium dieser *Stoffwechselentgleisung* dar. Selbst wenn ein Tumor noch im frühestmöglichen Stadium diagnostiziert wird, bestand vorher *meist jahrelang* schon die allgemeine *Stoffwechselstörung.*

Aus diesem gegensätzlichen Verständnis der Krebskrankheit ergeben sich Konsequenzen für Diagnostik, Vorbeugung und Therapie von Krebs durch biologische Heilverfahren. Zwar lehnt die Biomedizin schulmedizinische Maßnahmen – vor allem wie chirurgische Entfernung des Ersttumors nicht grundsätzlich ab, erwartet davon aber auch *keine endgültige Heilung.* Diese ist erst dann möglich, wenn gleichzeitig die krebsverursachende *Stoffwechselstörung normalisiert* und die *körpereigene Abwehr gesteigert wird.* Das erklärt die z.T. erstaunlichen Heilerfolge der Biomedizin.

Das ganzheitliche Verständnis der Krebsentstehung steht keineswegs im Widerspruch zu exakten naturwissenschaftlichen Erkenntnissen. Schon Professor Otto Warburg (8. Oktober 1883 bis 1. August 1970), Nobelpreisträger für Medizin des Jahres 1931, erkannte frühzeitig, daß Krebs entsteht, wenn die Zellen vom normalen Sauerstoffwechsel (Zellatmung) zu einem abnormen Gärungsstoffwechsel übergehen.

Zum gestörten Zellstoffwechsel muß deshalb noch die Abwehrschwäche hinzutreten, ehe Krebs entstehen kann.

Die Biomedizin versucht, die *beginnende Stoffwechselentgleisung* und Abwehrschwäche nachzuweisen, lange bevor es zur Geschwulst kommt. Dann ist echte Krebsvorsorge noch möglich.«

Das heißt also, daß die Krebsgefahr verschwindet, wenn die Stoffwechselstörung beseitigt wird.

Durch gesunde Ernährung kann der Stoffwechsel angeregt werden und eine Abwehrschwäche gar nicht erst auftreten.

Gerhard Leibold führt für die Erkennung einer Stoffwechselstörung einen von Dr. Gutschmidt entwickelten CCR-Harntest an. Danach wird der Morgenurin mit einer Lösung vermischt, die nach vierundzwanzigstündiger Lagerung je nach Schwere der Krankheit sich mehr oder weniger rot färbt.

Daß dieser einfache Test bei der jährlichen Krebsvorsorge eingesetzt werden sollte, ist auch meine Meinung.

Dazu Gerhard Leibold wörtlich:

»Leider wendet die Schulmedizin den Test noch nicht an, weil sie ja davon ausgeht, daß Krebs erst mit einem Tumor beginnt.

Im Vordergrund der schulmäßigen Krebstherapie steht ›Stahl und Strahl und Zytostatika‹. Eine erfolgreiche Operation ist nicht mit Heilung gleichzusetzen. Der chirurgische Eingriff kann nur das *örtliche Symptom* beseitigen, während Abwehrschwäche und Stoffwechselentgleisung fortbestehen.«

Also muß Krebs nicht tödlich sein, wenn durch Frühdiagnose der erste Stoffwechselveränderungen Tumore noch vermieden werden können.

Ich möchte nochmals betonen, daß ich dieses Wissen erst erhielt, als ich meine Chemobehandlung abgeschlossen hatte.

Und wenn ich jetzt alles überdenke, besonders den Bilz mir noch einmal vornehme und begreife, daß durch Stoffwechselstörungen so viele Krankheiten entstehen können, und die man nur dadurch heilt, indem man den Stoffwechsel wieder normalisiert, dann begreife ich jetzt auch die sensationellen Erfolge des Herrn Bilz zu seiner Zeit. Und nicht nur er, sondern auch Pfarrer Kneipp hatte ja so große Erfolge.

Und wie behebt man jetzt die Stoffwechselstörung?

Es ist fast zum Weinen, wenn man es liest, daß eine Stoffwechselstörung vorhanden sein *muß*, mir aber im Krankenhaus die ganze Zeit über kein Wort davon gesagt wurde.

Damals sagte ich mir immer nur eins, ich muß meinen Körper, mein Leben ändern. Herausoperieren, gut, und das Blut mit der Chemospritzenkur reinigen, auch gut, aber warum ist es »unrein«? Diese Frage hat mich die ganze Zeit beschäftigt. Was ich zu dem Zeitpunkt aber noch nicht wissen konnte, ist, daß ich instinktiv das Richtige getan habe.

Habe ich mich also selber geheilt?

Ich habe nichts anderes getan, als meinen Stoffwechsel wieder in Ordnung gebracht! Ohne daß ich vorher davon wußte! Gibt es das wirklich?

Als ich auf dieser Fährte war, wollte ich es jetzt genau wissen. Dazu mußte ich aber erst einmal in Erfahrung bringen, womit man einen Stoffwechsel wieder in Ordnung bringen kann.

Und da stieß ich auf all die Dinge, die ich während meiner ganzen Leidenszeit unverdrossen durchgeführt hatte.

Ich begann gleich, nachdem ich aus dem Krankenhaus entlassen wurde, mit dem Abhärten des Körpers. Und was lese ich in den Büchern? Duschen, Wechselbäder und Luftbäder, Sonnenbäder sind gut für den Stoffwechsel. Aber nicht nur das, auch eine besondere Kost, Rohkost gehört dazu. Aber das war noch nicht alles.

Die Mistel!

Ich traute meinen Ohren und Augen nicht!

In der Klinik wurde mir mal so am Rande von den Ärzten erzählt, daß Iscador (Mistel) Krebs verhindern helfen solle, aber man sei davon nicht so überzeugt. Und jetzt lese ich, daß Mistel die Störung des Stoffwechsels mit beseitigen hilft. Ist das der Grund, warum sie ein Mittel gegen Krebs ist?

Sollte man tatsächlich noch nicht in diese Richtung gedacht haben?

Ich kann es einfach nicht glauben.

Aber es geht noch weiter.

Ich schrieb ja zu Anfang, daß ich gleich begann, Löwenzahnblätter zu essen, als ich das Krankenhaus verließ und die ganzen Monate dazwischen. Und was mußte ich jetzt über den guten gewöhnlichen Löwenzahn lesen? Neben Mineralsalzen birgt der Löwenzahn wichtige Heil- und Aufbaustoffe, die zur Behebung von Stoffwechselerkrankungen sehr wichtig sind. Nachzulesen bei Frau Treben.

Ich nahm ihn seinerzeit nur, weil ich davon überzeugt

war, daß Grünzeug mich wieder fit macht. Daß ich wieder auf die Beine komme.

Aber daß ich mich selbst so heilen sollte?

Sind deswegen bis jetzt noch keine Metastasen aufgetaucht? Geht es mir deswegen so ausgezeichnet? Behielt ich deswegen fast alle meine Haare und verlor nur kurzfristig zwei Drittel und sie wuchsen wieder nach, als es gar nicht sein durfte?

Die Schulmedizin lehnt es ab, die Entgiftung schlechthin als Grundvoraussetzung für eine Heilung anzuerkennen, ferner lehnt sie es ab, auch nur die Sache zu prüfen, nach Giften und Giftausscheidung zu suchen, selbst wo die Dinge so klar liegen wie bei Bakteriengiften aus Zahneiterherden oder aus einem kranken Darm. Sie geht bei der Behandlung davon aus, *die Krankheiten direkt zu bekämpfen*, während die Naturheilverfahren darauf abzielen, den Körper in seinem Kampf gegen die Erkrankung zu unterstützen. Deshalb dienen der Schulmedizin auch starke Gifte als Waffen, sie scheut sich keineswegs, Reaktionen des Organismus zu unterdrücken.

Warum? Das frage ich mich jetzt die ganze Zeit.

Was hat man im Krankenhaus wirklich mit mir gemacht?

Operiert, chemisch zugesetzt. Weil es so viel Geld einbringt? Weil es die Verwaltung so will? Oder weiß der Arzt nur zu operieren und sonst gar nichts? Weiß er es wirklich nicht, was in einem Körper vorgeht? Warum wurde meine Stoffwechselstörung nicht behandelt? Warum nur Stahl, also Operation? Oder scheut man sich einfach furchtbar, einen Weg zu gehen, der richtig ist, aber der von fast allen Kollegen abgelehnt wird? Weiß man doch, wie wirkungsvoll der Weg ist, anders denkende und anders behandelnde Ärzte als Außenseiter herabzusetzen. Wer Außenseiter ist, hängt dabei keineswegs von der ärztlichen Fähigkeit oder der Qualifikation zu wissenschaftlicher Arbeit ab, sondern von der Machtstellung der Insider an den Hochschulen. Man sollte sich bei Auseinandersetzungen zwischen diesen beiden Gruppen immer daran erinnern, daß *fast alle großen Entdeckungen* und Erfindungen der Medizin von Einzelgängern gemacht wurden, die man zuerst als Außenseiter, Scharlatane, Kurpfuscher erbittert bekämpfte.

Dies ist alles nachzulesen bei Köhnlechner.

Wie war es denn mit Semmelweis?

Er ging als Retter der Mütter in die Medizingeschichte ein! Aber hat man ihm das gedankt? Was haben die Herren Ärzte und Professoren denn mit ihm gemacht?

Doch man braucht gar nicht so weit zurückzugehen. Auch heute findet man beste Fallbeispiele. Wenn sich Ärzte aufraffen und die Wahrheit sagen oder endlich damit aufhören, ihre Patienten statt zu quälen, zu heilen versuchen, und zwar mit einfachen Methoden, die nicht so viel Geld einbringen! Ja, was macht man dann mit ihnen? Ist man froh und dankbar, daß sie es versuchen, den Mut aufbringen? Aber nein, man versucht sie in die Tiefe zu ziehen. Sie unmöglich zu machen, und wenn es eben geht, zieht man sie sogar vor Gericht.

Wie war das denn mit Dr. Issels am 14. Juni 1961? Er fing damals schon den Kampf gegen Krebs an. Auf seine Weise, aber man klagte ihn rasch an und wollte ihn so aus dem Verkehr ziehen. Fahrlässige Tötung! So einfach ist das. Es könnte ja vielleicht so etwas wie eine Revolution entstehen und alle würden ihm glauben. Nicht Stahl und Strahl, womit man doch so fein Geld machen kann. Und schließlich und endlich hat man ja nun mal diese teuren Geräte angeschafft. Also, warum denn so zimperlich sein?

Warum denn von Stoffwechselstörungen und Diät und dergleichen anfangen? Damit kann man doch kein Geld machen. Das kann nämlich jeder Mensch ganz allein daheim vornehmen und gesund werden!

Das zu denken ist furchtbar für die Ärzte!

Das geht doch nicht!

Also immer hübsch Angst machen, und dann hat man sie wieder da, die vielen, vielen Krebspatienten. Und das Fernsehen hilft ja so eifrig mit. Vor allen Dingen mit seinen vielen Aufrufen, für die Krebsvorsorge zu spenden. Für diese schreckliche, furchtbare und grausame Krankheit muß man doch was tun. Und was? Noch mehr in die Forschung! Forschung heißt gleich Maschinen, gleich noch mehr Gift aus den Brodelküchen der Chemie! Aber doch nicht die sanfte Therapie. Aber nein, nein, das geht doch nicht! Damit kann man doch nichts verdienen.

Also wird alles in Grund und Boden gestampft.

Es liegt jetzt an uns, an den Patienten selbst, sich endlich zu wehren. Nur darin sehe ich eine Chance, mit dem Leben davonzukommen.

Aber vergessen wir eins nicht. Es ist nicht der Stoffwechsel allein, der in Ordnung gebracht werden muß. Er ist nur *ein* Faktor. Aber eines müssen wir uns immer vor Augen halten:

Ohne Stoffwechselstörung kein Krebs!

Eine Stoffwechselstörung muß noch lange nicht zu einem Krebs führen – nur zu anderen Krankheiten, die dadurch behoben werden können, indem man den Stoffwechsel wieder bereinigt.

Und das hat der Herr Bilz getan und auch Pfarrer Kneipp. Und dieses Wissen liegt schon so lange vor, aber man hat es uns mit den Giften buchstäblich aus unseren Köpfen geprügelt.

So, wie man den Indianern ihre Kultur auspeitschte und sie für wertlos und primitiv erachtete, und jetzt, nach vielen

Jahren erkennt man plötzlich, daß sie bereits eine viel höhere Kultur besaßen, als wir noch primitiv waren.

Vielleicht wenn wir bald unsere ganze Welt vergiftet haben, sehen wir es endlich ein. Aber wird es dann nicht schon zu spät sein?

★

Ernährung

Als ich mich im Krankenhaus befand, fragte ich gleich nach der Operation, ob ich eine bestimmte Diät einhalten müsse. Man schmunzelte nur und meinte: »Das ist doch alles Humbug. Nein, das brauchen Sie auf keinen Fall.«

Ich bekam übrigens auch gar keine angeboten. Im Gegenteil, die Kost, die man in Krankenhäusern erhält, ist in der Regel so gründlich zerkocht und mit so viel Weißmehl angemacht, daß auch Gesunde davon nicht begeistert sind. Geschweige kranke Menschen.

Aber als ich dann mit der Chemotherapie fertig war, las ich in so vielen Büchern, wie wichtig es doch gerade bei Krebspatienten sei, eine ganz bestimmte Diät einzuhalten. Sehr schnell fiel mir ein Artikel in die Augen, der in die medizinische Literatur eingegangen sein soll. Es handelt sich da um einen 50jährigen Mann aus Basel, der an Dickdarmkrebs erkrankte, sich aber nicht operieren ließ, sondern sich selbst heilte. Zuerst fastete er eine Woche. Danach hielt er ein Jahr lang folgende Diät: Dreimal täglich Spinatblätter und Salat, dazu geschrotete Leinsaat, als Zwischenmahlzeiten rohe Rote Bete und als Getränk verschiedene Tees. Auch künftig blieb der Mann bei seiner außergewöhnlichen Diät. Er hielt zeitlebens seinen Krebs in Schach und wurde über neunzig Jahre alt.

Wenn das wirklich stimmt, daß dieser Fall in der medizinischen Literatur zu finden ist, dann frage ich mich, warum hat man sich darüber noch nie Gedanken gemacht? Ich spreche hier jetzt von den Klinikärzten. Ich verlange ja noch nicht mal von den Krankenhäusern (obwohl man das bei den Tagessätzen wirklich erwarten dürfte), daß sie zumindest die Patienten darauf aufmerksam machen.

Zum Beispiel Magnesium ist als »Anti-Streß-Mineral« heute besonders wichtig. Es wirkt bei vielen Stoffwechselprozessen, dem Aufbau von Nukleinsäuren (Erbmasse), bei der Blutgerinnung, Körperabwehr und Produktion von Leberstärke, normalisiert erhöhte Cholesterinblutspiegel, beugt Embolien und Thrombosen, Krämpfen, ja sogar Stoffwechselstörungen des Herzmuskels und Herzinfarkt vor.

Fasten bewirkt eine tiefgreifende Umstimmung und entschlackt den Körper. Es ist angebracht zur Herz-, Kreislauf- und Stoffwechselentlastung.

Und Köhnlechner schreibt:

»Wer abnimmt, lebt länger. Oder umgekehrt, zieht ein kranker Darm den ganzen Organismus in Mitleidenschaft. Der Tod sitzt im Darm. Schädigungen des Darms seien das verbreitetste, unbekannteste und folgenschwerste aller Übel. Denn nachweisbar seien es die Gifte im Darm, die den Menschen vorzeitig alt und häßlich machen.

Fastenärzte haben beobachtet, daß Fasten einen starken Einfluß auf die seelische Verfassung ausübt. Fasten ist eine Ausscheidungs- und Reinigungskur. Heilfasten setzt alle Kräfte zur *Krankheitsbekämpfung frei.* Diese Schonung gibt dem Körper die *Möglichkeit zur Erholung*. Es kommt zu einer Mobilisierung der Selbstheilungskräfte. Außerdem kann eine gute Wundheilung und Blutgerinnung beobachtet werden. Heilfasten läßt Krankheiten schneller überwinden. Auch bei der *Vorbereitung auf Operationen* hat es sich bewährt.«

Wenn Sie nun glauben, lieber Leser, dieses seien Erkenntnisse neueren Datums, so muß ich Sie leider enttäuschen. Sicher haben Sie schon oft das Wort Schroth-Kur gehört. Aber Genaues kann man sich in der Regel nicht darunter vorstellen, weil man einfach zu wenig weiß.

Johann Schroth wurde 1798 in Lindewiese am Fuße des Gräfenberges geboren und besuchte gemeinsam mit Prießnitz (auch ein großer Heiler mit Kräutern und Wasser) die Dorfschule in Freiwaldau. Schroth war nie Arzt, er erbte die väterliche Landwirtschaft. Er erarbeitete sich eine eigene Naturheilmethode aus der Überlegung, daß die Saat auf dem Acker zum Gedeihen feuchte Wärme braucht. Daraus schloß er: Feuchte Wärme ist eine Grundbedingung für die Entwicklung gesunden Lebens.

So begann Schroth, Krankheiten mit feuchter Wärme zu bekämpfen. Gleichzeitig beobachtete er, daß kranke Tiere hungern und dadurch schneller gesunden, weil sie den Organismus nicht überlasten.

Schroth lehrte seinen Mitmenschen: »Bekämpft euer Leiden mit feuchter Wärme und mit Hungern und Dursten!«

Er heilte Prinz Wilhelm von Württemberg und Fürst Alexander von Bariatinsky. Die hohen Herren verhinderten, daß Schroth weiterhin wegen Kurpfuscherei verfolgt wurde. Wieder einmal war es die anders denkende Ärzteschaft, die einem genialen Manne das Handwerk legen wollten. War es nicht auch so bei Pfarrer Kneipp?

Ich will nur damit sagen, daß Köhnlechner auf eine alte Sache zurückgreift, wenn er schreibt, wie sehr Heilfasten dem Körper hilft.

Dann gibt es den Dr. Max Bircher-Benner und seine

Heilkost. 1891 eröffnete Dr. Bircher-Benner eine ärztliche Praxis. Er bekämpfte und heilte Krankheiten mit unverfälschten Naturprodukten, Rohkost, Früchten, Nüssen, Salat und Vollkornbrot. Sein Ruf wurde bald legendär. 1897 eröffnete der Wissenschaftler am Zürichberg ein physikalisch-diätetisches Privatsanatorium, das internationales Ansehen erlangte.

Die Geschichte der Naturheilkunde ist die Geschichte von Männern, die *den Mut besaßen*, den Patienten klarzumachen: »Wenn ihr krank seid, so müßt ihr selbst mithelfen, um wieder gesund und glücklich zu werden.«

Die Natur macht uns dies leichter, als wir denken.

Eine hervorragende Rolle in der biologischen Krebstherapie spielen *Mistel und Rote Bete.*

Die *krebsfeindliche* Wirkung der Mistel konnte in zahlreichen *klinischen Versuchen* immer wieder bestätigt werden.

Schulmedizinisch betrachtet hemmt die Mistel Krebszellen. Die *Mistel schadet aber weder* den gesunden Zellen noch *schwächt sie die Körperabwehr*, wie das von der Chemotherapie zu erwarten ist. *Sie kann* sogar die Verträglichkeit der chemischen Krebsmittel oder der Strahlentherapie *verbessern.* Zugleich verringert die Mistel das Risiko von Metastasen, *lindert die Schmerzen, verbessert Allgemeinbefinden*, Appetit und Stimmungslage.

Sie stellt die gestörte Harmonie zwischen Organismus insgesamt und den Zellen wieder her.

In einer anderen Krebsdiät wird dem Patienten eine Brennessel-Löwenzahn-Saftkur verordnet. Mit den Säften erhält der kranke Organismus viele Vitalstoffe, insbesondere auch Eisen, die ihm meist fehlen. Zusätzlich noch Rote-Bete-Saft oder -Konzentrat. Die Saftkur bewährt sich vor allem in schweren Fällen zur Vorbereitung auf anschließende biologische Krebstherapie.

Die Rote Bete sollten wegen ihres hohen Vitamin-C-Gehalts im Winter auf keinem Tisch fehlen. Sie wirken nicht nur blutreinigend, blutbildend und harntreibend, sie regen auch die Verdauung und Lebertätigkeit an.

Schon *vor dem Zweiten Weltkrieg* war bekannt, was neuere Untersuchungen bestätigten: Rote Bete *hemmen das Wachstum bösartiger Geschwülste, beugen Bestrahlungsschäden vor* und verbessern die Verträglichkeit anderer Arzneimittel gegen Geschwülste.

Die krebshemmende Wirkung wird auf den roten Farbstoff zurückgeführt.

Die Schafgarbe

Sie regt Appetit, Leber, Gallenblase und den ganzen Stoffwechsel an, löst Krämpfe des Verdauungssystems und im Unterleib.

Erinnern wir uns: Ich nahm gleich, als ich aus dem Krankenhaus kam, einen gemischten Tee. Zusammensetzung: 300 g Ringelblumen, 100 g Schafgarbe und 100 g Brennessel. Davon täglich 1½ Liter.

Schon die heilige Hildegard von Bingen, gelebt vor 800 Jahren, empfahl für viele Sachen die Ringelblume. Ich hörte neulich im Rundfunk, man wäre jetzt soweit und hätte alles von der heiligen Hildegard überprüft und für gut befunden. Es hätte alles noch seine Richtigkeit.

Und was ist jetzt wissenschaftlich nachgewiesen worden? Die verschiedenen Stoffe wirken abführend, galle- und harntreibend sowie wundheilend.

Frau Treben sowie Grete Flach, die ich auch persönlich kennenlernen durfte, preisen gerade die Ringelblume in der Krebsbehandlung sehr an.

Beide geben an, daß man zur Vorbeugung jeden Tag Ringelblume in Milch und mit ein wenig Honig zu sich nehmen soll. Sie schützt gegen Viren und kontrolliert ihr

Wachstum!

Etwas sehr Aufregendes las ich in dem Buch »Gesund durch Blütenpollen« von Erico Enrico.

». . . So ist die Prostata-Vergrößerung so gut wie unbekannt in ostasiatischen Gebieten naturbelassener Ernährung, wo also die Samenkornnahrung (Reis) vollkommen, also ohne vorherige Entfernung von Keim sowie Samen- und Fruchtschale verzehrt wird, und wo man auch die diätische Bedeutung von Blütenpollen schon so lange zu schätzen weiß wie bei uns die Süße des Honigs. Kolonialärzte berichteten, daß sie mit diesen Beschwerden überhaupt nicht beschäftigt wurden, aber Kolonialbeamte, die ihre heimatliche Ernährungsweise nicht aufgaben, litten auch unter Schwierigkeiten beim Harnlassen durch vergrößerte Prostata.

Jeder, der gewillt ist, auch die Ursache des Prostata-Denoms biologisch-funktionell zu erkennen, der weiß auch, daß gerade die Keimdrüsentätigkeit nur durch die pflanzlichen Fruchtbarkeits- und Keimsubstanzen, die Pflanzenhormone und Sterine in Verbindung mit anderen Vitalstoffen angeregt und in Funktion gehalten werden, die seit Anbeginn des Menschen den Auftrag haben, die Keimdrüsentätigkeit und damit Hormoneigenbildung des menschlichen und tierischen Organismus aufrechtzuerhalten. Unnatürliche Einspritzungen von tierischen und menschlichen Hormonen und hergestellten Chemikalien sind dazu nicht in der Lage, sie können die ernährungsphysiologischen Voraussetzungen in keiner Weise erfüllen oder gar ersetzen.

Das ist nicht möglich und wird auch nie möglich sein, was sich nun in vielen Millionen *unfreiwilligen Experimenten* an betroffenen Männern zur Genüge erwiesen haben dürfte.

Blütenpollen von ausgesuchter Qualität und Herkunft haben einen großen Gehalt an pflanzlichen Fruchtbarkeits-

und Keimsubstanzen, Pflanzenhormonen, Sterinen und eine einmalige Vielseitigkeit an Vitalstoffen, welche die Keimdrüsen so nachhaltig und verhältnismäßig schnell wieder in Gang setzen, daß die Prostata, gemessen daran, daß es bisher gar nicht möglich war, recht bald wieder normalisiert wird. Die Prostata normalisiert sich so, daß sie von Ärzten immer wieder mit dem Prädikat ›wie in jüngeren Jahren‹ beurteilt wird.

30 bis 40 Gramm Blütenpollen täglich beheben eine Fehlfunktion des Organismus, die durch deren Mangel eingetreten ist, den man auf der anderen Seite auch niemals mit Arzneimittel ›heilen‹ kann, was sich gerade bei der Prostata-Vergrößerung durch Nachlassen der Keimdrüsentätigkeit abermillionenfach in dem westlichen Ernährungsgebiet erwiesen hat.

Es ist die allerhöchste Zeit, daß das auch diejenigen endlich merken, bei denen die Menschen gesundheitlich Hilfe suchen.«

Ich bekam das Buch »Der Arzt in uns selbst« von Norman Cousins in die Hände.

Ich möchte nur kurze Abschnitte daraus bringen, aber dem Leser dringend raten, sich dieses Buch zu kaufen und gründlich zu studieren.

Norman Cousins, kein Arzt, erkrankte plötzlich. Seine Heilungschancen bestanden 1 zu 500! Er heilte sich selbst, indem er sich über seine Krankheit gründliche Gedanken machte und zu einem verblüffenden Entschluß kam und dann sein eigenes Versuchskaninchen wurde. Er fand heraus, daß Aspirin, was man ihm verabreichte, schädlich war, sehr schädlich sogar.

Es handelte sich um eine Spondylitis rheumatica ankylosana, eine zu Gelenkversteifung führende Wirbelsäulenentzündung. Das bedeutete, daß sich das Bindegewebe im

Rückgrat in einem Auflösungsprozeß befand.

Man erklärte ihm also, er habe eine Chance von 1 zu 500!

Dann schreibt Norman Cousins: »Über diese alarmierenden Nachrichten verfiel ich in tiefes Grübeln. Bis zu diesem Zeitpunkt war ich mehr oder weniger geneigt gewesen, die Sorge um meinen Zustand den *Ärzten zu überlassen.* Doch nun fühlte ich mich gezwungen, selbst aktiv zu werden. Mir wurde bewußt, daß ich gut daran tat, etwas mehr zu sein als nur ein passiver Beobachter, wenn ich dieser eine Fall von fünfhundert sein wollte.«

Zu diesem Zeitpunkt konnte er sich schon nicht mehr bewegen und war vollkommen auf die Hilfe anderer Menschen angewiesen.

An Medikamenten erhielt er schmerzstillende Mittel, wie Aspirin, Phenylbutazon, Kodein, Kolchizin. Man hielt sie therapeutisch für gerechtfertigt, da sie auch entzündungshemmend waren. Sein Körper wurde übersättigt und vergiftet. Außerdem belastete das Aspirin die Nebennieren auf das schwerste. Schon 1964 erkannte er, wie folgenschwer es sein konnte, wenn er längere Zeit Aspirin nahm. Es würde mehr Schaden anrichten als Gutes tun.

»Ich erkannte, daß die Tatsache, daß wir in der zweiten Hälfte des zwanzigsten Jahrhunderts leben, *nicht* automatisch *Schutz gegen ungeeignete oder gar gefährliche* Arzneimittel und Behandlungsmethoden bietet.

Ich erinnerte mich, in einer medizinischen Zeitschrift einen Artikel darüber gelesen zu haben, wie nützlich Vitamin C bei der Bekämpfung aller möglichen Krankheiten ist.«

Er fängt also an, sich das Vitamin C in hohen Dosen einspritzen zu lassen. Obwohl man ihn sehr davor warnte, tat er es doch. Darin unterstützte ihn ein sehr verständnisvoller Hausarzt.

Er wurde gesund!

Später sollte er dann in der Ausgabe vom 8. Mai 1971 in der Zeitschrift »Lancet« eine Studie von Dr. M. A. Sahud und Dr. R. J. Cohen lesen, die nachwiesen, daß Aspirin den Körper daran hindern kann, genügend Vitamin C über längere Zeit aufzunehmen. Die Autoren schrieben, daß Patienten mit Arthritis rheumatica Vitamin-C-Zusätze nehmen sollten, da häufig bei Untersuchungen ihres Blutes zu niedrige Vitamin-C-Werte festgestellt worden seien.

Über seinen Hausarzt schrieb er: »Dr. Hitzig war klug genug zu wissen, daß die Kunst des Heilens immer noch ein *Pionierberuf ist.*«

Norman Cousins zitiert in seinem Buch folgenden Artikel:

»Nachdem 1969 im Weißen Haus eine Konferenz über das Thema Nahrungsmittel, Ernährung und Gesundheit stattgefunden hatte und die an der unkontrollierten Verwendung ›harter‹ Medikamente Kritik übende Literatur ständig anwuchs, wurde man sich in der Öffentlichkeit mehr und mehr der Tatsache bewußt, daß Ernährungsfragen im Rahmen des Medizinstudiums entweder überhaupt nicht behandelt wurden oder daß ihnen zumindest nicht die gleiche Bedeutung beigemessen wurde wie der Physiologie, Pathologie, Pharmakologie, Anatomie, Biochemie und anderen Teilbereichen der Medizin. Ernährungsfragen wurden jedoch im Grunde nicht wirklich ignoriert oder übergangen, sondern als integraler Bestandteil anderer Studienfächer behandelt. Aber allein schon die Tatsache, daß im Studienplan für Medizin nicht das Fach ›Ernährung‹ enthalten war, stand im Widerspruch zu der Überzeugung der Leute, daß die Ernährung zu den wichtigsten der die Gesundheit beeinflussenden Faktoren zähle.

Und je mehr einige Ärzte diese Ansicht zu bekämpfen

versuchten – indem sie behaupteten, die Lebensmittel, die die Bürger im Durchschnitt in einem normalen Supermarkt einkaufen würden, enthielten alles, was für eine ausgeglichene Ernährung nötig sei –, um so überzeugter waren die Leute, daß die Ärzte ihnen hinsichtlich der Ernährungsfrage feindlich gesonnen waren. Die Tatsache, daß so wenig Ärzte ihre Patienten eingehend nach ihren Eßgewohnheiten befragten, lieferte nur einen weiteren Beweis für die Richtigkeit dieser Kritik.

Das Auftauchen der Spezialisten war mit der sich entwickelnden neuen medizinischen Technologie verknüpft, so daß viele Leute den Eindruck gewannen, die Ärzte seien nur noch das Hilfsmittel von Maschinen.

Wie ein Medikament beeinflußt auch Nahrung die Körperfunktionen eines Menschen. Es ist deshalb ein großer Irrtum, anzunehmen, ein Medikament könne ohne Berücksichtigung dessen, was der Kranke darüber hinaus zu sich nimmt, den gewünschten Zweck erfüllen. Und es ist ein ebenso großer Irrtum zu glauben, daß die richtigen Nahrungsmittel, ob in Kombination mit einem Medikament oder nicht, beim Kampf gegen die Krankheit keine Wirkung haben könnten.«

Norman Cousins beschreibt in seinem Buch, daß er von einem jungen Anwalt um Rat gebeten worden sei. Seine kleine Tochter sei an Gehirnhautentzündung schwer erkrankt. Er habe in einer Zeitschrift gelesen, hohe Dosen Askorbat (Vitamin C) könnten erfolgreich helfen. Er gab dem behandelnden Arzt seines Kindes diese Fachzeitschrift zu lesen. Dieser antwortete ihm darauf kurz, er sei auf die Belehrung eines Laien nicht angewiesen.

Der Vater ließ sich aber nicht beirren. Er besorgte sich daraufhin ein Pfund Natriumaskorbat, das besser löslich und nicht so bitter wie Askorbinsäure ist. Mindestens zehn

Gramm dieses Pulvers rührte er in ein Eis und brachte es seinem Kinde.

Es wurde gesund.

Norman Cousins fragte den Vater, ob er den Spezialisten über sein heimliches Eingreifen in die Therapie aufgeklärt habe.

»Natürlich nicht. Warum soll ich mich in Schwierigkeiten bringen?«

Nichts ist weniger veraltet als die Auffassung, Ärzte könnten nichts von ihren Patienten lernen. Bei Ernährungsfragen können viele Patienten mit ihren Ärzten mithalten, wenn sie nicht *sogar besser informiert sind.*

Eines Tages erhielt Herr Cousins einen Anruf von einer Frau aus Boston. Ihr Mann habe Krebs. Folge: Bestrahlung, Chirurgie, Chemotherapie. Sie habe gelesen, daß Pauling, der Nobelpreisträger für Chemie, gesagt habe, Vitamin C könne Krebs heilen.

Untersuchungen haben folgendes ergeben: 100 Patienten mit fortgeschrittener Metastasenbildung bekamen mehrere Wochen lang hohe Dosen Natriumaskorbat verabreicht. Diese hundert Patienten waren mit 100 anderen, ähnlich schweren Krebsfällen verglichen worden, bei denen kein Askorbat eingesetzt worden war. Die durchschnittliche Überlebensdauer der zur ersten Gruppe gehörenden Patienten war wesentlich länger als die der zweiten Gruppe.

1969 hatte man also schon in Amerika auf die Mißstände aufmerksam gemacht.

An Hand meiner Beispiele möchte ich nur erklärt sehen, daß all dieses Wissen schon so lange vorhanden ist. Und doch wird nichts getan.

Man könnte in Tränen ausbrechen, wenn man an die vielen Krebsfälle denkt, denen man bestimmt das Leben hätte erleichtern können, wenn man die Frage der Ernährung und des Stoffwechsels berücksichtigt hätte.

Wieviel Zeit muß denn noch vergehen?

Bleiben es nur immer Zufälle?

Warum nicht die sanfte Therapie?

Kann man als Arzt eigentlich noch ruhig schlafen, wenn man um all dieses Wissen weiß und es nicht anwendet? Oder weiß man es wirklich nicht?

Was ich langsam glauben muß, denn das andere wäre eine Ungeheuerlichkeit.

Will man den Krebs vielleicht gar nicht besiegen?

Eines müssen wir uns ständig vor Augen halten, ein Krankenhaus, eine Klinik ist ohne Patienten ein Nichts! Kranke sind ein riesiges Geldpotential!

Wenn die Ärzte nicht anfangen sich umzustellen, dann liegt es an uns. Wir müssen anfangen uns zu wehren! Wir müssen es nicht mehr zulassen.

Wir müssen denken, wenn es die andere Seite nicht tut.

So wie man Dialyse-Patienten ständig einer Blutwäsche unterzieht, aber nichts mehr unternimmt, daß ihre Nieren wieder zu arbeiten beginnen. Eine Patientin fragte ihren behandelnden Arzt, ob sie Kräutertees trinken solle. Er lächelte sie nur an und meinte: »Den können Sie ruhig trinken, aber er hilft nichts!«

Woher nimmt er die Gewißheit, daß sie es nicht tun, wenn er noch nicht mal angeben kann, welche Tees man in dieser Sache trinken soll?

Wir alle müssen endlich aufhören, in Ärzten Götter in Weiß zu sehen. Und wenn wir nicht schnellstens damit anfangen, dann gehen wir einer schrecklichen Zeit entgegen. Uns ist nämlich schon eine Ärzteschwemme vorprogrammiert. Wehe uns armen Patienten! Welcher Arzt hat dann noch Interesse daran, uns mit Kräutern gesund zu machen?

★

Medikamente

Ich bin schon immer ein großer Gegner von Medikamenten gewesen. Weil ich sie einfach nicht mochte, und weil ich seit meiner frühesten Kindheit wußte, daß sie im Grunde genommen oft nicht viel helfen. Ich wurde aber ein wirklicher Gegner, als ich an Krebs erkrankte. Wie ich zu Anfang schon schrieb, geht man in den Krankenhäusern mit Medikamenten ziemlich großzügig um. Ich glaube, wenn man ziemlich lange in einem Krankenhaus liegt, vereinnahmt man eine hübsche Menge davon, vorausgesetzt, man schluckt sie.

Mich erstaunte es sehr, daß man mir gleich nach der Operation Pillen hinstellte. Es handelte sich um Gelonida. Mir wurde netterweise auch noch mitgeteilt, daß ich mehr bekommen könne, falls ich wolle. Von Gelonida wußte ich schon vor meinem Krankenhausaufenthalt, daß sie ganz gehörige Bomben waren. In »Bittere Pillen« steht: »Nicht sinnvolles Kombinationspräparat mit Gefahr schwerer Nebenwirkungen. Enthält mehrere Schmerzhemmer (ASS, Phenazetin, Codein).« Der Jahresumsatz beträgt ungefähr 15 Millionen DM! Ist doch ein hübsches Sümmchen, oder? Und das von nur einem Schmerzmittel.

Aber davon noch nicht genug. Jeden Abend kam eine Schwester und bot Pillen an. Dann kann man Schlafmittel, Abführmittel, Schmerzmittel, Beruhigungsmittel und was weiß ich noch alles haben. Und man bekommt sie!

Damals fragte ich mich gleich, mein Körper ist von der Narkose und der Operation geschwächt, wäre es jetzt nicht an der Zeit, mich zu entgiften, damit meine Abwehrsoldaten im Körper wieder loslegen können?

Eines habe ich sehr schnell herausgefunden, in dem Haus wußte das Personal fast nichts über die Nebenwirkungen. Und man wußte auch nicht, daß man viele in Beipackzetteln einfach »vergißt«. Was längst auch eine Tatsache ist.

Ich lernte privat eine Krankenschwester kennen, die plötzlich von Rheuma befallen wurde und arg darunter zu leiden hatte. Als sie mir dann aufzählte, was sie im Krankenhaus, in dem sie Dienst tat, alles bekommen hätte, um die Schmerzen zu lindern, standen mir die Haare fast senkrecht. Ich riet ihr, pro Tag zwei Liter Brennesseltee zu trinken und es würde ihr sehr viel mehr helfen. Das tat es dann auch wirklich.

Ich lernte auch eine Dame kennen, deren Blut einen zu hohen Cholesteringehalt aufwies und die ihren Hausarzt aufsuchte. Dieser riet ihr zu einer Diät und Pillen »Duolip«. In »Bittere Pillen« genannte Nebenwirkung: »Bildung von Gallensteinen, Übelkeit, Magen-Darm-Störungen, Leberfunktionsstörungen. Empfehlung: Abzuraten. Zweifelhafte therapeutische Wirksamkeit. Eine Langzeitstudie der Weltgesundheitsorganisation (WHO) hat bei Patienten, die mit Clofibrat behandelt wurden, eine erhöhte Sterblichkeit gezeigt.«

Sie war zwar nicht daran gestorben, doch nach der Diäteinhaltung und fünfzig dieser Pillen besaß sie zwar noch immer ihren hohen Cholesteringehalt und jetzt hatte sie noch zusätzlich eine Entzündung am Magenausgang sowie Hämorrhoiden, da sie einen sehr harten Stuhlgang bekommen hatte.

Wenn man sich immer vor Augen hält, daß jedes Medikament Nebenwirkungen verursacht, schwache Medikamente schwache Nebenwirkungen und starke Medikamente starke Nebenwirkungen, und daß darüber hinaus auch noch eine Menge auf dem Beipackzettel »vergessen« wird, um die

Patienten nicht mit Informationen zu belasten, dann frage ich mich langsam, warum noch so viele Pillen geschluckt werden.

Es ist einfach ungeheuerlich.

Merkwürdigerweise werde ich jetzt sehr oft in bezug auf Krankheiten angesprochen, da man ja weiß, welche Krankheit ich habe. Die Leute sind dann immer wieder verblüfft, daß ich trotzdem fröhlich und lustig bin, ja, ich bin ja auch gesund. So bleibt es nicht aus, daß ich oft bestaunt werde und sehr schnell wird dann das eigene Zipperlein hervorgekramt und dann wird erzählt. Frage ich sie dann, warum sie die Medikamente nehmen würden, dann wird mir immer wieder gesagt: »Aber das sind sehr teure Medikamente. Sie haben sehr viel gekostet, und sie werden mir helfen. Mein Arzt hat sie mir doch verschrieben.«

Wenn ich so etwas höre, geht mir oft der Hut hoch.

Wie konnte man neulich im Fernsehen Herrn Minister Blüm reden hören: Viel Geld gleich starke Gesundheit.

Das stimmt einfach nicht. Denn dann müßten wir ein vor Gesundheit strotzendes Volk sein, und davon sind wir weit entfernt. Im Gegenteil!

Er hat das Übel bei der Wurzel gepackt!

Wenn ich dann den Menschen erzähle, daß man alles auch mit sanfter Art heilen kann, man müsse nur ein wenig dafür tun, dann gibt es zwei Sorten von Kranken.

Die eine Sorte, ich nenne sie, die wirklich gesund werden will! Die es einfach satt hat, immer krank sein zu müssen und daran gehindert wird, das zu tun, wonach ihnen der Sinn steht. Also diese Sorte von Kranken hören mir dann begierig zu und wenden dann auch wirklich an, was ich ihnen rate. Im Laufe der Zeit habe ich mir ja eine gute Basis geschaffen. Alles, was ich über die sanfte Heilmethode bekommen kann, lese ich.

Und immer wieder erfahre ich dann in kurzer Zeit, daß es wirklich geholfen hat. Worüber ich selbst jedesmal aufs neue erstaunt bin.

Die Naturheilkunde ist ein unbequemer Weg. Man muß etwas tun, wenn man gesund werden will. Es ist nicht so bequem, als wenn man in eine Apotheke geht, sich Pillen holt und diese nach Zeitplan schluckt.

Wenn ich das dann der zweiten Gruppe auseinandersetze, daß sie etwas tun müssen, dann höre ich sogleich ein Jammern und sie haben keinerlei Vertrauen in die sanfte Medizin. Im Gegenteil! Sie hören nicht auf, über ihre Krankheit zu sprechen, und erzählen mir immer wieder, wie schwer sie darunter zu leiden hätten.

Neulich las ich einen Satz, der mich sehr nachdenklich stimmte. Ich weiß nicht, wer ihn gesagt oder geschrieben hat. Er heißt: »Der Mensch will krank sein, um auf sich aufmerksam zu machen.« Über chronische Kranke wurde dabei gesprochen. Der Arzt kann diese Krankheit nicht heilen, weil der Patient im Grunde genommen ja gar nicht gesund werden will.

Da liegt die Wurzel allen Übels.

Von dieser Sorte gibt es leider die meisten unter uns.

Seit ich mein eigenes Versuchskaninchen war und es immer wieder bin, wenn ich etwas anderes bekomme, kenne ich da kein Erbarmen mehr. Stoße ich auf so einen »Kranken« sage ich ihm in aller Ruhe: »Es gibt zwei Sorten von Kranken, die einen, die wollen gesund werden und tun alles, was in ihrer Macht liegt, die anderen aber, die wollen gar nicht gesund werden, denn dann geht ihnen ja ein Machtmittel verloren, das sie meistens gegen die Familie anwenden. Und zu dieser Sorte gehören Sie!«

Wenn sie dann so sprachlos sind, daß sie schweigen, stoße ich sofort nach und sage: »Sie wenden ja gar nicht die

Heilkräuter an, auch wenn Sie mich fragen, was Sie tun sollen. Sie haben ja Angst, daß Sie aus ›Versehen‹ gesund werden können.«

In der Regel sind sie dann tief eingeschnappt. Jetzt gibt es nur noch zwei Möglichkeiten für sie. Entweder meiden sie mich in Zukunft wie die Pest, oder vor lauter Wut, um mir zu beweisen, wie schwer krank sie sind und daß ihnen nichts mehr hilft, fangen sie dann doch an. Damit sind sie schon ein gutes Stück weiter auf dem Weg zu ihrer eigenen Gesundheit. Denn vor lauter Wut können sie gar nicht mehr denken, wie schwer krank sie sind. Und das Unterbewußtsein spielt ja eine große Rolle dabei.

Manche sind sogar so ehrlich und rufen mich nach kurzer Zeit an, und wir sind dann für die Zukunft Freunde. Komischerweise kann ich mir das jetzt alles erlauben. Früher wäre das überhaupt nicht möglich gewesen. Aber nachdem man weiß, daß ich die Krankheit habe, über die man am liebsten gar nicht spricht, kann ich mir erlauben, die Wahrheit zu sagen.

Wie schrieb Penzolt: »Am gefährlichsten sind die Krankheiten, bei denen man keine Schmerzen verspürt. Die schlimmste Krankheit ist, *ausgenommen die Dummheit*, das Alter.«

Mit der Dummheit und der Eitelkeit und vor allen Dingen mit der Bequemlichkeit kann man in Deutschland Riesengeschäfte machen.

Daß sie auf unserem Rücken, mit unserer Gesundheit Schindluder treiben, das merken die meisten leider nicht, weil eben gegen die Dummheit kein Kraut gewachsen ist. Am gefährlichsten sind die, die alles nachplappern, ohne sich mal Gedanken darüber zu machen, was sie sagen.

Gerade bei der Krankheit sehe ich das immer wieder. Für viele ist sie so etwas wie ein Lieblingskind geworden, das sehr gehätschelt wird.

Was sagte mir mal lachend eine Krankenkassenangestellte: »Die Hypochonder müssen eigentlich sehr gesund sein, anders kann ich es mir gar nicht erklären, wie sie es überhaupt verkraften können, diesen Berg von Pillen zu schlucken.«

Hier an dieser Stelle möchte ich nochmals dem Leser empfehlen, sich die Bücher »Bittere Pillen« und das »Handbuch der Naturheilkunde« von Köhnlechner zu kaufen und so hinzustellen, daß er ständig darin lesen kann. Er wird sich und seiner Familie dadurch sehr viel Leid ersparen.

Ich kann leider immer nur ein paar Zeilen aus den besagten Büchern zitieren. Aber noch ein paar Zeilen, die man sich auf die Haut schreiben lassen sollte, um sie nie mehr zu vergessen.

Da heißt es bei Köhnlechner: »Der Patient wird zur Unselbständigkeit geradezu erzogen. Er wird darauf getrimmt, daß er seine Gesundheit in der Apotheke käuflich erwerben könne. Er wird vom Gesundheitswesen ›entmündigt‹.

Wenn man wirklich gesund werden will, bedarf es der Partnerschaft des mündigen, des informierten Patienten. Untersuchungen haben ergeben, daß nur aufgeklärte Kranke zur Mitarbeit bereit sind. Selbst etwas für die Gesundheit zu tun, ist wichtig.

Die Ärzte seien weitgehend in eine Abhängigkeit von der pharmazeutischen Industrie geraten, sie würden nur noch den Verkauf der Produkte ankurbeln und statt kranke Menschen, Laborbefunde behandeln.

... denn wer Krankheiten bekämpft, indem er körpereigene Abwehrkräfte dagegen freisetzt, ist dabei stets auf die Mitarbeit des Patienten angewiesen.

Schon Plato sagte: Das ist der *größte Fehler* bei der

Behandlung von Krankheiten, daß es Ärzte für den Körper und Ärzte für die Seele gibt, wo beides doch nicht getrennt werden kann.

Die Schulmedizin feiert ihre Erfolge berechtigterweise vor allem auf dem Sondergebiet, auf dem sie die Ursachen ausschalten kann – zum Beispiel Ausschaltung von Bakterien durch Antibiotika. Aber das geschieht dann oft im Übermaß mit schweren Folgeschäden ... Unter dem Motto: Der Nutzen ist ungleich größer als der Schaden. Doch meist überwiegen die Nachteile.«

Und Norman Cousins schreibt in seinem Buch »Der Arzt in uns selbst«: »Das Dilemma des Arztes bei der Verschreibung von Medikamenten wird noch durch die Tatsache kompliziert, daß viele Menschen ihnen gegenüber eine Erwartungshaltung einnehmen, als handle es sich um Autos. Jedes Jahr muß es ein neues Modell geben, und je stärker es ist, desto besser. Zu viele Patienten glauben, der Arzt lasse es an etwas fehlen, solange er nicht ein neues Antibiotikum oder ein anderes Wundermittel verschreibt, über das sie von einem Freund gehört oder in der Presse gelesen haben.«

Daraus ersehen wir, daß wir nicht die ganze Schuld den Ärzten in die Schuhe schieben können. Es gehören immer zwei dazu. Einer, der es verschreibt, und ein zweiter, der es verlangt und nimmt. Wir müssen umdenken lernen. Wenn wir wirklich den Wunsch in uns verspüren, gesund zu werden, dann müssen wir schnellstens umdenken.

Wenn ich chronisch kranke Menschen fragte, was sie denn täten, wenn sie gesund wären, dann sagten sie zwar, »wenn ich gesund wäre, dann würde ich vieles tun, sehr vieles sogar. Aber ich bin ja krank.« Bohrte ich weiter, wußte man in der Regel nie zu sagen, was sie denn *wirklich!* tun wollten. Sie hatten ja, gar kein Ziel. Warum sollten sie dann gesund werden? Sie hatten nichts, an das sie sich klammern konnten. Und das ist schon ein sehr schwerer Fehler.

Mir persönlich blieb gar nichts anderes übrig. Ich *mußte* stets nach einer gewissen Zeit wieder gesund sein, denn sonst geriet mein kleiner Sohn in Panik und glaubte, ich würde sterben. Um ihm das zu ersparen, sich noch mehr Sorgen um mich zu machen, wurde ich mit *Gewalt* gesund, und es ging immer wieder. Er hat mir also sehr geholfen, mich nicht fallenzulassen.

Nach jeder Niederlage, jeder Spritze, hatte ich wieder ein Ziel, von vornherein festgesetzt.

Denn der Wille zu leben, ist ein Fenster zur Zukunft.

Moderne Medikamente dürfen nicht nur als Lebensretter betrachtet werden, auch wenn man sie genau nach ärztlicher Vorschrift einnimmt, können sie *außerordentlich gefährlich* sein.

Die immer mehr um sich greifende *Gerätemedizin* schiebt sich zwischen den Arzt und seinen Patienten. Wenn es der Arzt zuläßt, daß zwischen ihm und seine Patienten Apparate treten, läuft er Gefahr, wichtige Einflußmöglichkeiten auf die Heilung zu verlieren.

Die Ärzte müssen die Vorstellung aufgeben, die Technologie werde das Phänomen Krankheit eines Tages abschaffen. Wir müssen die Kluft zwischen einer *Knopfdruck-Medizin* und menschlichem Handeln überwinden. Wir müssen mit den Menschen in Berührung bleiben.

Tatsächlich ziehen manche Ärzte die neue Technik *gerade deshalb vor*, weil sie nicht genug Zeit haben, ihre Diagnose erst aufgrund einer eingehenden direkten, körperlichen Untersuchung und eines *intensiven* Gesprächs mit dem Patienten zu stellen.

Oft wird der Patient *pro forma* einer ganzen Testserie unterzogen, obwohl dies gar nicht notwendig wäre.

Sicherlich sind die Gründe für die Tatsache, daß so viele

Ärzte es ablehnen, Hausbesuche zu machen, nicht nur darin zu suchen, daß außerhalb der Praxis stattfindende Konsultationen zu zeitraubend sind. Die Ärzte fühlen sich einfach nicht wohl bei dem Gedanken, mit den begrenzten Hilfsmitteln zu praktizieren, die ihr kleiner Koffer enthält. Sie haben es zugelassen, daß ihre Fertigkeit von Computern und elektronischen Diagnosegeräten abhängig geworden ist.

Ein New Yorker Arzt schrieb Norman Cousins, er habe Krebs und habe sein Buch gelesen. Er wollte jetzt das Beste aus der ihm verbleibenden Zeit machen.

Er schrieb: »Wir fühlen uns so sehr verpflichtet, Krebs mit all der uns zu Gebote stehenden Technologie und Chemotherapie zu bekämpfen, daß wir nur selten Zeit oder den Mut haben, andere wichtige Fragen, zum Beispiel Wertfragen, zu stellen. Haben wir beispielsweise das Recht, einen Krebskranken im letzten Stadium der Chemo- und Strahlentherapie und damit allen möglichen kraftraubenden Komplikationen auszusetzen, nur weil die Möglichkeit besteht, daß wir dadurch *vielleicht* sein Leben um ein *paar Monate verlängern?* Oder ist es für den Betreffenden besser, jede Minute der ihm verbleibenden Zeit auf befriedigende und belebende Weise zu nutzen? Mir fiel die Wahl leicht. Ich tue nun vieles, was ich schon immer tun wollte. Ich bin jedesmal erstaunt, wie aktiv ich noch sein kann.

Ich schrecke nicht davor zurück, den Patienten zu sagen, daß ich dasselbe Problem habe wie sie. Wenn sie mich dann lachen sehen, schämen sie sich beinahe, wenn sie nicht auch lachen können.«

Wenn ich zum Schluß noch die Gerätemedizin zu Worte kommen ließ, so nur deshalb, weil auch sie oft sehr schädlich sein kann. Auch das müssen wir uns vor Augen halten.

Wir alle haben Angst vor der unbekannten und bekannten Technik in der Klinik! Angst ist gleich Streß! Streß ist gleich

Krankheit! Wenn man unter Streß steht, können die Abwehrkräfte sich nicht freisetzen.

Begibt man sich in ein Krankenhaus, muß man sehr wohl eines bedenken: die Untersuchungen machen niemals gesund! Sondern oft noch kränker! Man muß genau erwägen, was gut für einen ist und was nicht.

Als ich nach vier Monaten zum ersten Male wieder bei einem Arzt im Krankenhaus vorstellig wurde, das war also im August 1984, da sagte ich gleich zu Anfang: »Eines möchte ich gleich klarstellen, ich lasse weder eine Mammographie noch ein Szintigramm an mir vornehmen.«

Seine Antwort:

»Ja, seit Januar dieses Jahres sind wir auch davon abgekommen und wenden sie nicht mehr so häufig an. Wir haben festgestellt, daß es nicht sehr gesund ist!«

1984!

Mir fielen fast die Augen aus dem Kopf!

Und ich hatte mich 1983 instinktiv dagegen gewehrt!

Dann seine Frage: »Nicht wahr, Ihnen geht es doch gar nicht so gut, wie Sie vorgeben!«

Ich blickte ihn groß an.

Dann wurde mir ein Buch gezeigt, es war an die zwei Zentimeter dick. »Darin sind alle Nebenerscheinungen über die Chemo enthalten.«

Ich betonte nochmals: »Ich habe ja meine Kräuter!«

Er blickte mich nur an und meinte: »Sie können von Glück reden, wenn Sie bei der Schwere Ihrer Krankheit die nächsten fünf Jahre überleben. Natürlich können Sie jetzt die Kräuter nehmen.«

Daraufhin ließ ich mich nur kurz untersuchen und nahm mir vor, ihn erst wieder aufzusuchen, wenn ich Schmerzen habe.

Ich habe auch jetzt noch keinen Hausarzt. Auf die zwei bis drei Minuten, die man mir in der Sprechstunde gönnt, kann ich großzügig verzichten. Außerdem weiß er doch nichts von der sanften Medizin.

Ich nehme weder Medikamente noch rauche ich und trinke höchst selten mal.

Und ich betone nochmals: Es gibt nichts, was ich nicht durchstehen mußte an Schmerzen, und sie alle habe ich ohne Medikamente und damit auch ohne Nebenwirkungen überwinden können.

Die Schmerzhemmer betäuben nur, helfen nicht und schädigen noch mehr, als daß sie heilen.

★

Seelische Einstellung

Immer wieder höre ich die Worte: »Wie machst du das eigentlich? Also, wenn du mich fragst, ich würde in Panik geraten, wenn man mir sagen würde: ›Sie haben Krebs.‹ Ich könnte das nicht packen.«

Dann sehe ich die Betreffenden jedesmal an und meine ruhig: »Und dann?«

»Wieso dann?« fragen sie verdutzt zurück.

»Ich möchte gerne wissen, was dann ist, wenn du in Panik geraten bist?«

Sie machen ein langes Gesicht.

»Ja, also, ich will dir doch nur sagen, ich könnte das nicht ertragen. Es ginge über meine Kräfte. Ich könnte einfach nicht so ruhig bleiben wie du. Verstehst du das denn nicht, daß andere Menschen anders empfinden? Daß die nicht so stark sind wie du?«

»Erstens weiß ich, daß jeder anders reagiert, und zweitens bin ich nicht stark.«

»Nicht? Aber das verstehe ich einfach nicht. So wie man dich sieht!«

»Ich war auch in Panik, ich war auch fassungslos, ich dachte auch, für mich hat das Leben aufgehört. Ich bin in ein schwarzes Loch gestürzt. Alles war für mich am Ende!«

Sie blicken mich groß an.

»Aber ...«

»Ich war unten, ganz tief unten! Das dürft ihr mir glauben. Keiner ist stark, man wird einfach stark.«

»Und wie hast du das gemacht, stark zu werden?«

»Durch Nachdenken!«

»Wie bitte?«

Sie sind verblüfft und zweifeln langsam an meinen Verstand. Sie halten es für einen Witz.

Nein, es ist kein Witz. Sondern die nackte Wahrheit. Wenn man sich nämlich im schwarzen Loch befindet, dann begreift man nach einer gewissen Zeit, daß man tiefer als tief einfach nicht mehr sinken kann. Auch im schwarzen Loch gibt es Grenzen. Und dann denkt man nach. Ich sagte mir, du bist jetzt hier unten. Und was wird jetzt? Wenn ich mich weiter in Panik verkrampfe, komme ich nie mehr heraus. Ich werde unten bleiben.

Mein Verstand sagte mir nach einer Weile, wenn du dir selbst nicht hilfst, dann kann dir niemand mehr helfen. Keiner kann dich da herausführen. Weder andere Menschen noch die Medizin. Du bist in deinen eigenen Zwangsvorstellungen gefangen.

Ich bin in Panik, ich habe Todesangst, aber wird dadurch irgend etwas besser? Ganz im Gegenteil, ich verkrampfte mich immer mehr. Und das weiß man ja schon lange, je mehr man sich verkrampft, um so kränker wird man, um so mehr Schmerzen hat man. Jede Frau, die mal entbunden hat, kann mir das bestätigen.

Also sagte ich mir nach einer Zeit, ich darf nicht mehr in Panik geraten, dadurch schade ich mir nur noch mehr. Ich kann an meiner Lage nichts mehr ändern. Ich habe Krebs! Es gibt kein Zurück mehr. Der Weg ist zugemauert. Es gibt nur noch ein Vorwärts! Mehr nicht! Entweder man packt sich selbst am Schopfe und zieht sich heraus, oder man versinkt vollkommen.

Da ich ein Ziel vor Augen hatte, konnte ich einfach nicht tiefer sinken. Über meiner Krankheit stand meine Familie. Ich hatte es mir zum Evangelium gemacht. Gut, ich habe Krebs und es ist grausam, schrecklich, denn das wird einem ja immer wieder gepredigt. Was jetzt für mich noch gilt, ist eins, meiner Familie so wenig wie nur möglich Kummer zu bereiten. Das heißt also, sie aus ihrer Angst herausführen, sie haben ja keinen Krebs! Für sie geht das Leben weiter. Wie kann ich sie herausführen aus ihrer Angst? Indem *ich* keine mehr habe oder zumindest so tue, als würde ich sie nicht haben. Ich mußte einfach alles positiv sehen und sie davon überzeugen. Ich krieg das schon in den Griff.

Nichts vergiftet das Leben so sehr, als wenn man sich fallenläßt und an diesem Fall noch alle anderen teilhaben läßt.

Die Schmerzen sind erträglich, ich werde sie verlieren. Ich werde sie bekämpfen. Gut, ich habe Krebs! Gut, das weiß ich und ich habe es sogleich akzeptiert, also muß ich nur so weiterleben wie vorher.

Und jetzt stellte ich mir die Frage: Warum eigentlich nicht?

Wer hindert mich daran?

Man fühlt sich nur so krank, wie man glaubt, krank zu sein!

Ich sagte mir also jeden Morgen vor: »Du wirst von Tag zu Tag gesünder. Du wirst nach drei Tagen die Schmerzen ertragen können. Es hat sich nichts geändert. Gar nichts. Du befindest dich im Augenblick nur im Krankenhaus. Aber das ist doch nicht schlimm. Ich werde bald wieder daheim sein. Ich kann mir eine lange Krankheit einfach nicht leisen. Ich habe Termine einzuhalten und das werde ich. Wenn mein Körper jetzt auch verstümmelt ist, und wenn in meinem Blut auch noch was herumtobt, das hat aber nichts mit meinem Geist zu tun. Den kann ich noch sehr gut gebrauchen. Der Körper soll sich um seine Krankheit kümmern. Ich muß meinen Geist anstrengen.

Ich redete es mir ständig ein.

Und ich fühlte mich wohler.

Ich lag erst zwei Wochen im Krankenhaus, da setzte sich die Gräfin Sybille von Pálffy-Erdöd telefonisch mit mir in Verbindung.

Wir wußten beide nicht, wie lange ich noch zu leben habe. Aber eines lehrte sie mich gleich zu Anfang an, loszulassen. Das ist so unendlich wichtig, wenn man wieder gesund werden will.

Man kann noch so reich sein, noch so arm, man kann sich noch so sehr auflehnen, noch so sehr in Panik geraten, es nützt nichts, dem Tod kann man nicht ausweichen. Nicht eine Sekunde lang.

Aber man kann ihn hinausschieben, kraft seines Geistes!

Das wollte ich sehr schnell lernen.

Wenn man gelernt hat, dem Tod ins Gesicht zu schauen, dann hat er keine Schrecken mehr. Im Gegenteil, er ist dann so etwas wie ein guter Freund. Man muß sich mit ihm abfinden und immer wieder vorsagen, der Tod ist nicht das Ende, sondern der Anfang! Nichts vergeht in der Natur, es wird nur umgewandelt. Wir haben nur noch nicht gelernt zu begreifen, daß Geburt gleich Tod ist und Tod gleich Geburt!

Unmittelbar nach meiner Operation machte ich mir über den Tod intensive Gedanken. Immer wieder durchleuchtete ich ihn nach allen Richtungen. Ich sehe ihn jetzt so: Eine Libelle verbringt ihr erstes Dasein als Larve im Wasser. Wird sie zur Libelle, muß sie aus dem Wasser aufsteigen, ist sozusagen für die anderen Artgenossen, die da unten noch leben, »gestorben«. Sie hingegen lebt jetzt ein viel schöneres und farbenprächtigeres Leben auf der Erde. Für die einen ist sie gestorben, für die anderen neu geboren. So stelle ich mir den Tod vor.

Wenn man das begreift, daß man dem Lebensrhythmus nicht ausweichen kann, in dem Augenblick verliert man auch seine Angst.

Und hat man die Angst verloren, ist man frei! Der Körper entkrampft sich sofort, und man ist bereit, sich selbst zu heilen.

Selbst muß man loslassen können und die anderen müssen lernen, loszulassen. Ich hatte mir vorgenommen, wenn es so weit bei mir sein sollte, würde ich meine Familie schon dazu bekommen, loszulassen. So wie ich jetzt meinen Kindern von den Tatsachen eines Weiterlebens nach dem Tode erzähle und mich mit ihnen darüber unterhalte und sage, daß ich vielleicht als ihr Enkel wieder zurückkomme. Ich nehme dem Tod den Stachel!

Ist man frei von Angst, können die Soldaten im Körper wieder munter fortfahren, ihn zu heilen. Es ist wie ein Kreis!

Aus diesem Grunde heraus lehne ich ja auch die viele Technik in den Krankenhäusern ab. Alles, was Angst verursacht, macht Streß, Streß ist gleich Stillstand für die Soldaten im Körper.

Man hat inzwischen herausgefunden, daß seelischer Streß Krebsursache ist, nicht allein, aber zu neunzig Prozent gehört er dazu wie die Stoffwechselstörung. Man hat auch herausgefunden, daß die meisten Krebskranken aus einem lieblosen Elternhaus stammen, die nie gelernt haben, ihre Gefühle zu zeigen. Mindestens ein Elternteil legte großen Wert auf Fleiß und die Einhaltung strenger moralischer Normen. Als Erwachsene streben die meisten nach künstlicher Harmonie mit ihrer Umgebung, kehren Konflikte unter den Teppich, richten Aggressionen gegen die eigene Person und stellen Bedürfnisse hinter den Erwartungen der anderen zurück.

Als ich das las, dachte ich sehr intensiv nicht nur über mich nach, sondern überlegte mir auch gründlich, ob es bei mir zutrifft. Seelischer Streß!

Ich brauchte gar nicht lange in der Vergangenheit zu wühlen, ich fand den Auslöser! Das Geschehen hatte mich seinerzeit sehr mitgenommen und ich wußte schon damals, es würde mich grundlegend verändern.

Krebs, bis man ihn als Knoten erkennt, ist er oft schon Jahre im Körper!

Mit den Daten stimmte es genau überein.

Und mit dem Elternhaus, das traf bei mir auch zu.

Also alles seelische Faktoren!

Soweit war ich gekommen. Wenn ich jetzt nicht sehr schnell sterben wollte, mußte ich dafür sorgen, nie mehr in einen seelischen Streß zu kommen. Dem würde ich aber in die Arme laufen, wenn ich nicht lernen würde, meine Angst abzubauen. Das schreibt sich jetzt alles so leicht, doch ich habe hart gekämpft. Ich habe Monate dafür gebraucht. Aber ich hab's geschafft!

Man muß sich die richtigen Gesprächspartner dafür suchen und ist dann völlig erstaunt, wenn man merkt, wie viele bereit sind, darüber zu reden und die auch so denken, oder zumindest versuchen, darüber nachzudenken. Dann ist der Schritt nicht mehr sehr weit, und man findet auch die richtigen Bücher.

Bei mir ging es deswegen so schnell, weil die Gräfin mir die richtigen Bücher schenkte, wofür ich ihr an dieser Stelle noch einmal herzlich danken möchte. Denn ohne meine innere Einstellung hätte ich es niemals geschafft. Das ist mir jetzt klar.

Die innere Einstellung zu seiner Krankheit ist wichtiger als Operation, Chemobehandlung und Medikamente. Wenn sie vorhanden ist, dann kann alles andere auch gut werden.

So bekam ich also zum rechten Zeitpunkt das richtige Buch in die Hände und verschlang es sogleich. Ich habe es schon oft weiterempfohlen und weiterverschenkt, weil ich es für das Buch halte, das man einfach lesen muß, wenn man dem Leben positiv gegenüberstehen will.

Mit Hilfe dieses Buches gelingt einem sozusagen alles!

Es ist von Dr. Joseph Murphy und heißt: »Die Macht Ihres Unterbewußtseins«.

Aus dem Inhalt:

Die Schatzkammer in Ihrem Innern
Die Funktionsweise Ihres Geistes
Die wunderwirkende Macht Ihres Unterbewußtseins
Geistige Heilungen in der Antike
Geistige Heilungen in unserer Zeit
Die praktische Anwendung der geistigen Therapie
Das Unterbewußtsein dient dem Leben
Wie man seine Ziele verwirklicht
Das Unterbewußtsein als Schlüssel zum Reichtum
Ihr Recht auf Reichtum
Die Hilfe des Unterbewußtseins bringt Erfolg
Führende Wissenschaftler setzen ihr Unterbewußtsein ein
Das Unterbewußtsein und die Wunder des Schlafs
Das Unterbewußtsein und Eheprobleme

Das Unterbewußtsein und Ihr Glück
Das Unterbewußtsein und harmonische Beziehungen zur Umwelt.
Wie man mit Hilfe des Unterbewußtseins Vergebung erlangt .
Wie das Unterbewußtsein geistige Hemmungen beseitigt
Wie die Kräfte des Unterbewußtseins die Furcht vertreiben
Wie man für immer im Geiste jung bleibt

Im Vorwort heißt es:

»Dieses Buch wird Ihnen darlegen, wie Ihre Denkgewohnheiten und die Bilder Ihrer Vorstellungskraft Ihr Schicksal formen, gestalten und bestimmen; denn Art und Wesen des Menschen sind identisch mit dem Inhalt seines Unterbewußtseins.«

Beginnt man das Buch zu lesen, empfindet man es wie ein Märchen, und man schüttelt den Kopf. Man sagt sich immer wieder, das ist doch Unsinn, das gibt es einfach nicht. So leicht soll das sein?

Wenn man krank ist, auf dem Rücken liegt und sich nicht viel bewegen kann, kann man lesen und nachdenken. Beides habe ich getan. Und besonders über dieses Buch. Ich habe Seite für Seite gelesen, immer wieder, und habe darüber nachgedacht.

Als ich dann entlassen wurde, habe ich das Gelesene in die Tat umgesetzt.

Verblüffend schnell merkte ich, wie sehr alles stimmt.

Wenn ich meinen Mittagsschlaf hielt, wach wurde und sogleich dachte, Mensch, jetzt muß ich wieder an die Maschine, ich habe keine Lust. Warum nur dieser Trott?

Dann hatte ich keine Lust und fand auch tausend Ausreden. Ich schrieb an dem Nachmittag nicht mehr.

Wurde ich aber wach, hatte keine Lust zum Schreiben,

mir aber immer wieder sagte: »Schreiben ist eine herrliche Sache, ich freue mich schon richtig darauf. Gleich gehe ich nach oben, setze mich an die Maschine und fange an zu schreiben. Seite für Seite und ich werde meinen Spaß haben«, saß ich bald vor meiner Maschine und schrieb.

Das kann man mit jeder Arbeit so machen, ob Bügeln, Putzen oder was anfällt. Man muß es sich nur richtig vorstellen!

Bügeln ist für mich ein Greul! Besonders Oberhemden!

Also staple ich sie so lange, bis ich wirklich bügeln muß! Und das ist dann viel Arbeit! Ich sagte es mir also ständig vor, wie schön doch Bügeln sei, und sah im Geiste schon die Hemden gebügelt auf dem Bügel hängen. Und ehe ich mich versah, hingen sie auch dort.

War ich besonders krank, mußte ich in die Stadt und fühlte mich elendig und schlurfte nur so dahin, sagte ich mir vor: »Du siehst gut aus, du bist ganz große Klasse. Das Leben ist doch lebenswert. Du mußt im Augenblick nicht im Krankenhaus liegen, du spürst die Sonne auf deiner Haut. Du siehst so viele Menschen. Alles macht Spaß.« Nach Minuten fühlte ich mich wohler!

Oder Sie haben Schwellenangst, fürchten sich vor einer meckernden Verkäuferin; Sie stimmen sie freundlich und nett, wenn Sie nett zu ihr sind, weil Sie es sich vorher eingegeben haben.

Man ist gesund, wenn man sich gesund fühlt.

Murphy schreibt, negative Gedanken werden vom Geist genauso aufgenommen und weitergeleitet wie positive. Der Geist kann Böses und Gutes nicht unterscheiden.

Jammern Sie also pausenlos und sagen: »Ich bin ja so krank, ich habe überall Schmerzen. Mir geht es heute so schlecht«, dann *sind* Sie krank und fühlen sich schlecht.

Denken Sie vielmehr: »Das Erwachen ist gut, ich werde

mich heute wohl fühlen, weil ich es will. Ich habe so viel vor, ich habe einfach keine Zeit, auf meine Zipperlein zu achten. Und wenn, so schlimm werden sie auch wohl nicht sein. Schmerzen sind auch eine gute Sache, denn sie zeigen mir an, daß ich noch lebe. Leprakranke wären froh und glücklich, wenn sie Schmerzen verspürten, denn das ist ja so heimtückisch an ihrer Krankheit, sie spüren keine Schmerzen mehr«, dann wird es Ihnen bald besser gehen.

Es gibt immer zwei Seiten.

Aus einem schwarzen Loch kann man noch immer ein punktschwarzes Loch machen. Ein paar kleine weiße Löcher gibt es an jedem Tage. Und daran muß man sich klammern und sie weiten.

Lesen Sie das Buch. Es wird Ihnen helfen!

Alles werden Sie überwinden. Sie werden frei werden. Frei wie ein Vogel und Sie werden nie mehr Angst vor Schmerzen haben!

Dieses Wissen hebt Sie empor!

Sie werden glücklich mit sich selbst, zufrieden und haben nie Langeweile und sind nie einsam. Sie haben ja Ihren Geist!

Gehen Sie auf Menschen zu, reden Sie mit Ihnen über Ihre Erfahrung!

Sie werden erstaunt sein, wieviel nette Menschen Sie dadurch kennenlernen, indem Sie sie ansprechen. Man wartet doch nur darauf.

Gerade in dieser Computerwelt wartet man auf ein Wort!

Beobachten Sie mal die Menschen im Straßengewühl! An den Gesichtern erkennen Sie die Menschen, die positiv denken. Sie werden anerkannt, haben Erfolg, werden eingeladen, sind nie einsam, sie strahlen Freude und Gelassenheit aus! Sie haben auch immer Zeit, um anderen zu helfen und um ihnen Trost zu spenden.

★

Humor

Oft wird mir gesagt: »Sie haben es ja gut, Sie haben noch Ihren Humor.«

Natürlich habe ich es gut, weil ich meinen Humor habe. Aber das ist nichts Ungewöhnliches. Jeder Mensch kann humorvoll sein. Und Humor zu besitzen, in allen Lebenslagen, ist fast lebenswichtig.

Ich war bis zu meinem zwanzigsten Lebensjahr ganz gewiß kein humorvoller Mensch. Das genaue Gegenteil war der Fall. Bis ich eines Tages auf einen alten humorvollen Herrn traf, und der sagte zu mir: »Man muß im Leben einfach alles positiv sehen, dann kommt der Humor von ganz alleine. Und nichts ist so schlimm, daß man einer Sache keinen Humor abgewinnen kann. Denken Sie mal darüber nach. Denn wenn Sie nicht langsam ein wenig Humor bekommen, werden Sie viel zu früh alt und krank und lebensunlustig. Und das ist gar nicht hübsch.«

Damals dachte ich, der kann gut lachen. Das gibt es doch nicht. Humor, sicher, ich wäre auch gern fröhlich und lustig gewesen. Wußte ich doch längst, daß fröhliche und lustige Menschen immer Mittelpunkt sind. Sie sind nie einsam und haben immer Freunde. Man mag sie und man geht sie gern besuchen.

Bei mir war das ganz und gar nicht der Fall.

Aber ich war mein eigenes Versuchskarnickel und sagte mir, wenn der alte Herr das glaubt, nun, dann will ich es doch mal versuchen. Darauf kommt es nämlich im Leben an. Man kann noch so alt werden, man lernt nie aus. Und gute Ratschläge soll man immer annehmen. Ganz egal, wer einem die gibt.

Also fing ich an, alles positiv zu sehen. Und siehe da, ich ärgerte mich nicht mehr, ich amüsierte mich und sah die fröhlichen Seiten im Leben.

Das war wirklich eine erstaunliche Entdeckung. Ich ertappte mich dabei, daß ich mich nicht mal mehr aufregte, als mein Sohn etwas Kostbares zerschlug. Da es in meinem Beisein stattfand, wußte ich, er hatte es nicht absichtlich getan. Also? Warum sollte ich mich darüber aufregen? Davon wurde es ja auch nicht wieder heil. Und er konnte ja auch nichts dafür. Jetzt stand er stocksteif da und erwartete wohl ein Donnerwetter. Ich hob die Scherben auf und trug sie weg. Schluß, fertig. Ich hatte mich nicht aufgeregt. Bis ich so weit war, waren siebzehn Jahre vergangen. Aber ich hatte es geschafft und war sehr stolz auf mich.

Ich kann mich über vieles köstlich amüsieren, und vor allen Dingen gewinne ich jeder Lebenslage etwas Positives ab.

Letzten Herbst mußte ich zu meinem Verleger und wir hatten uns für neun Uhr verabredet. Ich bin ein pünktlicher Mensch. Aber am Frankfurter Kreuz gerieten wir in einen Stau. Er dauerte über eine Stunde. Gerade wollte ich mich darüber aufregen, aber in der gleichen Sekunde sagte ich mir, damit kann ich die anderen Autos auch nicht zur Seite schieben. Sie werden auch bleiben, wenn ich mich schrecklich aufrege. Dann geht es mir persönlich nur noch schlechter. Also zog ich ein Buch hervor und begann zu lesen. Natürlich nehme ich auf Reisen immer humorvolle Bücher mit. Als ich keine Lust zum Lesen mehr hatte, besah ich mir die Menschen in den anderen Autos und amüsierte mich, weil andere sich aufregten. Man sah es ganz deutlich durch die Scheibe.

Der Stau war vorbei. Mit anderthalb Stunden Verspätung traf ich ein.

Ich war ganz ohne Streß geblieben.

Und so war es auch nach meiner Operation. Die ersten zwei Tage lag ich wie ein Käfer auf dem Rücken und konnte nicht sehr viel tun. Nur zur Decke starren. Aber am dritten Tag ging es schon erheblich besser.

Von heute auf morgen war ich in ein mir fremdes Milieu geraten. Was sollte ich also tun? Ich konnte jammern, heulen und mich selbst bedauern. Aber würde ich dadurch irgend etwas an meiner Lage verändern? Im Gegenteil! Nichts ist den Menschen mehr ein Greuel, ja sie machen einen großen Bogen um sie, wenn einer jammert und heult. Es gibt Augenblicke im Leben, wo man es tun muß, aber sie dürfen nicht zur Dauereinrichtung werden.

Ärzte und Schwestern wissen sehr wohl um die Schwere der Krankheit und gehen dementsprechend behutsam mit einem um. Sie sehen Tag für Tag Patienten. Wenn man sie immer jammernd begrüßt, müssen sie dann nicht langsam verhärten? Sonst könnten sie ihren Job nicht mehr ertragen.

Ich war krank, aber mein Humor war mir doch nicht beschnitten worden. Ich lag allein und langweilte mich. Also was blieb mir anderes übrig, als mich mit den Schwestern zu unterhalten. Mich interessieren andere Menschen ganz besonders.

Ich bekam ein sehr gutes Verhältnis zur Putzfrau, und sie erzählte mir ihre Sorgen. Mann arbeitslos, Kind lange krank. Wir hatten auch unseren Spaß, und sie arbeitete. Ich unterhielt mich besonders gern mit den ganz jungen Krankenschwestern, die gerade begannen, diesen Beruf zu lernen. Oft war ich das erste Piekopfer! Wir machten uns einen Spaß daraus. Da gab es einen jungen Assistenzarzt, der mir Blut abnehmen mußte und immer danebenhaute. Ich nannte ihn Dracula. War ihm nicht böse, verlangte nur einen anderen, weil ich so schlechte Venen habe und er wirklich sein möglichstes tat.

Eine Schwester wollte heiraten und eine Küchenhilfe auch. Was haben wir lange Debatten über die Hochzeitskleider geführt. Ich habe mittwochs und samstags die Zeitungen für sie studiert wegen einer Wohnung. Ich hatte ja Zeit, sie nicht! Da gab es eine junge Portugiesin, die bald heimfuhr wegen einer Hochzeit in der Familie. Sie wollte für ihr Kind ein Kleid nähen und hatte zu wenig Stoff. Ich riet ihr Spitzen anzusetzen, oder dazwischen. So könne man den Stoff verlängern. Eine andere Schwester war zum Polterabend eingeladen und ich bastelte aus alten Zeitschriften ein lustiges Buch.

Und dann war ja da die Nonne!

Wir waren uns erst nicht grün, aber dann mochten wir uns sehr. Ich war »ihr« Schätzchen und sie meine »ehrwürdige Süße«!

Als ich dann eine Bettnachbarin erhielt, weil ich die Einsamkeit satt hatte, bearbeitete ich auch sie. Sie war reizend und sehr schüchtern. Da ich so gerne las, wollte ich, daß sie es auch tat, und bot ihr humorvolle Bücher an. Aber sie wollte nicht. Ich sagte ihr: »Lesen ist sehr gesund. Dann verkalkt man nicht so schnell. Neun Seiten am Tage ist genug.« Sie las sehr bald neunzig Seiten und kicherte vergnügt vor sich hin. Wir hatten eine Menge Spaß, und ich brachte sie auch dazu, keinerlei Medikamente zu nehmen.

Wir unterhielten uns ausgiebig mit den Nachtschwestern.

Und dann erst mal der Chefarzt!

Viele glauben, ich hätte ein gestörtes Verhältnis zu ihm. Anfangs waren wir uns gar nicht grün. Ich fiel ja so aus dem Rahmen. Aber als er mich dann endlich gewähren ließ und merkte, es war mein Schaden nicht, waren wir lustig und erzählten uns bei jeder Visite lauter »Dönkes«, wie es bei uns heißt.

Ich erhielt viele Anrufe. Das ich schwer krank war und Schmerzen hatte, das wußte ich ja, darüber zu reden war für mich langweilig. Ich wollte wissen, wie es draußen war. Dort ging doch das Leben weiter. Und je mehr ich mir davon erzählen ließ, um so mehr erwachte in mir der Wunsch, bald wieder rauszukönnen. Wir lachten und hatten unseren Spaß.

Ich ließ ihn mir nicht nehmen! Egal in welcher Lebenslage. Auch wenn besonders nachts die schwarzen Stunden auftauchten. Sie mußten auch durchlebt werden. Aber ich glaube, mein Humor hat mir sehr viel dabei geholfen.

Besucher kommen lieber, wenn sie Spaß am Krankenbett haben. Und darum möchte ich an dieser Stelle alle Patienten davor warnen, sich hängenzulassen, Mutet den Verwandten nicht zuviel zu. Es kann der Augenblick kommen, wo sie mit der Begründung fernbleiben: »Die jammert doch nur, die hört ja gar nicht zu, wenn man mit ihr spricht oder sie aufmuntern will. Ja, ich habe sogar das feste Gefühl, daß sie es gar nicht will. Sie wird richtig zornig, wenn sie glaubt, wir würden ihre Krankheit nicht so schwer einschätzen. Ich glaube, sie will mit Genuß krank sein. Nun, dann soll sie es doch. Aber ich lasse mir dieses Jammern nicht mehr gefallen.«

Wie oft habe ich das gehört.

Auch auf den Gängen im Krankenhaus erlebt man immer zwei Gruppen. Die einen jammern, und die andern sitzen da und erklären den Männern den Haushalt. Einmal hörte ich zu und fragte: »Wie macht er sich denn bei der Wäsche?« Die junge Frau antwortete: »Ich bringe ihm erst mal mit Mühe das Kochen bei. Sind sie denn auch für die Wäsche zu gebrauchen?«

»Doch«, sagte ich lachend. »Nur ist unsere Leibwäsche jetzt abwechselnd einmal rosa gefärbt und einmal blau. Ein richtiges Lottospiel.« Sie lachte nur. Und ihr Mann auch.

Lustige Menschen haben immer Besuch. Jammernde kaum und dann wundern sie sich auch noch.

Während meiner ganzen Therapiezeit lernte ich ja jedesmal neue Frauen kennen. Viele kamen und sollten sich anderntags eine Bauchspiegelung machen lassen. Ich hatte es so oft miterlebt und wußte Bescheid. Es war nur ein kleiner Eingriff. Aber immer wieder erlebte ich, wieviel Angst Menschen vor dem Unbekannten haben.

Ich kam ja abends und verschwand am nächsten Tag nach der Visite wieder, das hieß dann so ungefähr um vierzehn Uhr. Und sie hatten dann noch mehr Angst, wenn sie das erfuhren. Sie wollten nicht allein bleiben. Ich tröstete sie und nahm ihnen die Angst mit den Worten: »Das ist nur ein Klacks. Sie fahren hin, sind zehn Minuten später wieder hier auf dem Zimmer. Dann sind Sie eine Stunde lang betrunken. Hoffentlich singen Sie dann keine schmutzigen Lieder, schließlich haben wir hier eine Nonne. Danach sind Sie wieder o. k.«

»Wirklich?«

»Ich schwöre es. Ich habe es oft genug erlebt.«

»Werden Sie so lange bleiben, bis ich wieder ›normal‹ bin?«

Ich versprach es. Wußte ich doch, daß ich ihnen dadurch die Angst nehmen konnte. Und wirklich, sie waren immer gelassen und froh.

Meine Bettnachbarin sollte sich einer großen Unterleibsoperation unterziehen. Natürlich hatte sie Angst. Und die steigert sich für gewöhnlich in der letzten Nacht vor der Operation.

Ich riet ihr, um sie abzulenken, sich vorher noch einmal

zu duschen und die Haare zu waschen. Vorläufig würdc sie ja das Bett nicht verlassen können. Und sie hätte etwas zu tun. Das fand abends statt. Duftend und schön stieg sie wieder ins Bett. Da öffnete sich die Tür, die Nachtschwester erschien und erklärte ihr, sie müsse sie morgen um sechs Uhr wecken. »Dann müssen Sie duschen.«

Meine Bettnachbarin rief jammernd: »Schon wieder?«

Woraufhin die Nachtschwester so perplex war, daß sie erschrocken sagte: »Tut mir leid, aber es ist Vorschrift.«

Als sie ging, haben wir so gelacht, daß wir an die Operation gar nicht mehr dachten.

Auch am nächsten Tag, als man sie im Bett hinausrollte, mußten wir wieder daran denken, und sie ging kichernd davon. Sie hatte keine Angst mehr.

Anfangs wollte man mir ja meinen Humor beschneiden, weil sie ihn für unnatürlich hielten.

Viel später fiel mir ja dann das Buch von Norman Cousins »Der Arzt in uns selbst« in die Hände.

Er beschreibt darin, daß er, als er erkannt hatte, daß ihn das Krankenhaus erst recht krank machen würde, dieses verließ und in ein Hotel zog, obwohl er vollkommen gelähmt war. Er konnte vor lauter Schmerzen nicht mehr schlafen. Und weil Schlaf so wichtig ist, brachten ihm Freunde einen Projektor und spielten ihm lustige Filme vor.

Er schreibt: »Es funktionierte. Ich machte die freudige Entdeckung, daß zehn Minuten echten zwerchfellerschütternden Lachens eine anästhetische Wirkung hatten und mir wenigstens zwei Stunden schmerzfreien Schlaf ermöglichten. Wenn die schmerzstillende Wirkung des Lachens nachließ, schalteten wir den Filmprojektor wieder ein, und nicht selten gelang es mir, ein zweites Mal einzuschlafen. Manchmal las man mir auch aus Witzbüchern vor.

Wie wissenschaftlich war es zu glauben, daß Lachen, ja,

positive Empfindungen im allgemeinen, meine Körperchemie zum Besseren beeinflussen könnten? Wenn sich Lachen tatsächlich auf die Körperchemie auswirkte, dann war es, wenigstens in der Theorie, wahrscheinlich, daß es die Fähigkeit des Körpers, die Entzündungen zu bekämpfen, verbessern würde. Zur Kontrolle lasen wir unmittelbar vor und mehrere Stunden nach den ›Lachepisoden‹ die Blutsenkung ab. Jedesmal war sie um mindestens fünf Punkte gesunken. Es war zwar kein wesentlicher Rückgang, aber er hielt an und verstärkte sich. Ich freute mich sehr über die Entdekkung, daß es eine physiologische Grundlage für die alte Theorie gab, daß Lachen eine gute Medizin sei.

Ich erinnerte mich an Hans Selyes klassisches Buch ›Streß beherrscht unser Leben‹, das ich vor etwa zehn Jahren gelesen hatte. Mit großer Klarheit zeigt Selye in diesem Buch, daß eine Entkräftung des Adrenalsystems durch emotionale Anspannung wie zum Beispiel Frustration oder unterdrückte Wut verursacht werden kann. Er beschreibt ausführlich die negativen Auswirkungen negativer Empfindungen auf die Körperchemie.

Die unvermeidbare Frage kam mir in den Sinn: Wie stand es mit den positiven Gefühlen? Wenn negative Empfindungen negative chemische Veränderungen im Körper hervorrufen konnten, würden positive Empfindungen dann nicht positive chemische Veränderungen bewirken? Ist es möglich, überlegte ich, daß Liebe, Hoffnung, Glaube, Lachen, Vertrauen und der Wille zu leben von therapeutischem Wert sind? Oder treten chemische Veränderungen nur auf, wenn es abwärts geht?

Vielleicht war es hilfreich, *die Angst* einfach durch ein gewisses Maß an *Vertrauen* zu ersetzen.«

Er sollte recht behalten.

Das Lachen sollte ihm sehr helfen!

Bei mir hatte ich es ja auch schon festgestellt. Deswegen wunderte ich mich ja damals so sehr, daß man meinen Humor mit Pillen unterdrücken wollte. Er war wohl zu außergewöhnlich. Die Schwestern und der Chefarzt bemerkten nicht, daß er bei mir echt war.

Wahrscheinlich ist das auch mit ein Grund, daß man Körper und Seele getrennt behandelt.

Bei jeder Krankheit hängen sie zusammen.

Man kann sich wirklich selbst heilen. Es ist möglich! Man muß sich nur umerziehen. Darin liegt die Weisheit. Und man muß sich immer wieder vorsagen, mit Jammern und Heulen kann man nichts bewirken. Im Gegenteil, dadurch verschlechtert sich der Zustand noch mehr. Das positive Denken ist wichtig. Das Gehirn kann keine »bösen« und »guten« Gedanken unterscheiden.

Darum sind sehr alte Menschen auch oft humorvoll und lustig.

Wenn man alte Leute über hundert befragt, dann erzählen sie immer, daß sie alles nicht so tragisch genommen hätten, obwohl man weiß, daß auch sie nicht von Schicksalsschlägen verschont wurden. Sie behielten ihren Humor. Auch in den Altersheimen. Denn humorvollen Menschen geht es gesundheitlich besser.

Sollten wir nicht endlich lernen, darüber nachzudenken? Es ist doch so einfach! Das ganze Leben sieht viel freundlicher aus, wenn man Humor besitzt und ihn auch vermittelt. Man muß nicht auf den anderen warten, selbst muß man damit anfangen.

In jeder Situation kann er uns helfen!

Lachen macht gesund, es setzt Adrenalin frei!

Sollte man so krank sein, daß einem für kurze Zeit das Lachen vergeht, dann bleibe man ganz still und denke nur, bald werde ich wieder lachen können. Dies ist nur vorübergehend bei mir. Bald wird sich alles ändern.

Seien Sie nett zu Ihren Angehörigen, gerade wenn Sie krank sind, und Sie werden erleben, wie Nettigkeit zurückkommt. Und nicht Mißmut und Frust!

Sie werden nur gewinnen!

In jeder Beziehung!

Ich selbst habe es verspürt!

★

Vorsorge

Immer, wenn uns irgend etwas nicht paßt, dann rufen wir nach dem Staat. So auch in der Gesundheitspflege. Wenn etwas falsch gemacht wird, wird sofort die Frage laut: »Warum unternimmt die Regierung nichts? Da müssen andere Gesetze her!«

Während wir das verlangen, begreifen wir gar nicht, daß im Grunde genommen wir der Staat sind. Wir alle! Und es brauchten gar nicht so viele Gesetze zu bestehen, wenn jeder vernünftig handeln und denken würde.

Aber es ist ja so schön bequem, die Schuld auf andere zu schieben. Nur nicht vor der eigenen Tür kehren! Da könnte ja sehr viel Staub aufwirbeln.

So ist es auch mit der Vorsorge.

Ein besseres Wort wäre Vorbeugung! Denn dann würden wir alles mit einbeziehen.

Ich werde immer wieder gefragt: »Was machst du, damit du nicht wieder so krank wirst? Damit du deine Krankheit in Schach hältst?«

Natürlich habe ich mir selbst immer wieder diese Frage gestellt. Durch die Operation und die Behandlung bin ich nicht frei von Krebs! Und ich glaube auch, daß man immer wieder anfällig wird, wenn man sich nicht vorsieht. Das heißt also, sich völlig umstellen. Aber so umstellen, daß es einem Spaß macht, und nicht zum Zerrbild eines Lebens wird. Denn dann verliert man sehr schnell den Mut!

Im Spätherbst hatte ich die große Ehre, Frau Grete Flach kennenzulernen. Ihr stellte ich natürlich die Frage: »Wie kann ich mich vorsehen, daß sich nicht wieder Metastasen ansiedeln können?«

Sie sagte mir: »Die Ringelblume ist sehr wichtig. Vergessen Sie das nie!«

Wieder die Ringelblume!

Immer wieder stieß ich auf sie.

Aber nun zu dem, wie ich vorbeuge. Zuerst einmal habe ich in den vorherigen Kapiteln erklärt, wie wichtig es für uns alle ist, daß wir uns umstellen. Im Denken und daß wir nie den Humor verlieren dürfen. Dann verkrampfen wir uns auch nicht und unsere eigenen Körpersoldaten tun dann schon fast alles. Aber man kann sie auch noch unterstützen. Dazu gehört es, daß ich meinen Stoffwechsel in Ordnung halte. Denn wenn ich den gesund erhalte, bekomme ich auch keinen Krebs mehr. Eine Stoffwechselstörung gehört ja dazu, wenn er ausbrechen will.

Das ist ziemlich einfach. Ich habe mir also angewöhnt, jeden Tag Wechselduschen zu nehmen. Einmal sehr heiß, dann kalt und so weiter. Das zweimal. Anschließend könnte man wirklich Bäume ausreißen. Dann reibe ich auch meine Haut, bis sie rot ist.

Jetzt, wo ich dieses alles niederschreibe, ist es Winter und mit frischen Kräutern kann man da nicht viel ausrichten. Aber ich habe mir rechtzeitig Zinnkraut eingefroren, wie man fast alle Kräuter einfrieren kann. Zinnkraut, ich habe es schon beschrieben, braucht man für Bäder und Umschläge.

Also trinke ich jeden Tag einen viertel Liter Brennesseltee zur Reinigung meines Blutes. Frau Treben behauptet, wenn man diesen täglich trinkt, soll er vorbeugend gegen Krebs sein. Ich esse Löwenzahn- und Brennesselblätter im Sommer.

Um meinen Darm in Ordnung zu halten und für die anderen Zipperlein, die sich noch hin und wieder wegen der Chemo anmelden, nehme ich einen Eßlöffel Schwedenbitter in den Tee. Dann habe ich angefangen, mein Brot selbst zu backen.

Wie ich schon eingangs sagte, brauchen wir weder den Staat noch andere Gesetze. Wenn wir uns alle umstellen, dann müssen sich die anderen auch umstellen. Vergessen wir nie, daß wir zum größten Teil auch durch die Umweltschädigungen vergiftet werden. Also was tun?

Wenn man erst begreift, wie wertvoll die Kräuter, die angeblichen Unkräuter, sind, läßt man sie im eigenen Garten stehen und macht andere darauf aufmerksam. Fängt man an, nur Dinge zu kaufen, die noch frisch und unbehandelt sind (keine Dosengerichte, denn sie sind ja nicht mehr frisch), so tut man schon eine ganze Menge für sich. Außerdem macht Brotbacken richtig Spaß, und es ist ein Erlebnis. Wir sind auch dazu übergegangen, unsere Marmelade selbst zu machen. Man kann im Sommer die Früchte einfrieren und wenn man Lust hat, nimmt man die Portionen heraus und fertig ist die Marmelade.

Unsere Familie ißt jetzt sehr viel mehr Obst, Gemüse und nochmals Gemüse. Und wenn es geht, viel weniger Fleisch.

Hinzu kommt, daß wir keinerlei Medikamente mehr zu uns nehmen. Wir haben ja unsere Kräuter.

Eigentlich fängt man mit einem kleinen Kräutlein an, langsam begreift man, daß alles eigentlich ineinander greift.

Ich nehme auch fast keine scharfen Putzmittel mehr und ich stelle fest, daß die einfache Schmierseife viel mehr ausrichtet und erheblich billiger ist. Ich kaufe nur Kleidung, die man nicht reinigen lassen muß, denn man hat auch da festgestellt, daß es nicht gesund ist. So könnte ich noch vieles mehr aufzählen.

Es sind alles nur Kleinigkeiten, und doch summieren sie sich, wenn es viele machen.

Sehr wichtig für meine Vorsorge finde ich auch, daß man Urlaub macht, wo man sich wirklich erholt. Vor allen Dingen sollte man schnellen Klimawechsel meiden. Was bringen uns die Reisen in schnellen Düsenjets, um hier dem Winter zu entfliehen und tagelang im Süden in der Sonne zu braten? Der Klimawechsel ist viel zu kraß. Der Körper müßte dann noch mal Urlaub haben, um sich davon zu erholen.

Eines haben die großen Macher begriffen, mit der Eitelkeit und der Bequemlichkeit kann man Riesengeschäfte machen. Daß wir dabei auf der Strecke bleiben, ist denen doch wurscht. Es sind doch noch so viele da, die verführt werden können.

Zur Vorbeugung gehört auch, seine Kinder rechtzeitig mit der Werbung vertraut zu machen, ihnen zu erklären, daß man das alles mitbezahlen muß. Und es oft nicht genug ist.

»Wir geben unser Geld für viele unnütze Dinge aus. Geld will aber verdient werden. Ohne das Geld kann man angeblich den Lebensstandard nicht halten. Hat man ihn, hat man auch eine Krankheit durch Streß und Verschleiß. Wir dürfen nie und nie eines vergessen: man kann nichts, aber auch gar nichts mitnehmen.

Aber Freunde, gute Freunde, ein gutes Gespräch, eine nette Bekanntschaft, das sind alles Dinge, davon zehrt man noch recht lange. Und im Grunde genommen zählen doch nur diese Dinge wirklich!

Vorsorge heißt auch, seinen Körper zu beobachten! Vor allen Dingen mäßig zu leben.

Ich sündige auch oft.

Aber ich habe mir zum Prinzip gemacht, wenn der Rockbund zu kneifen beginnt, dann wird wieder abgespeckt. In der Regel sind das dann nur drei Kilo. Und das ist wirklich nicht schwer.

Vorsorge heißt, daß man sich den Ärzten nicht zu sehr ausliefern darf. Wir dürfen nicht unmündig gemacht werden. Es liegt an uns!

Wir müssen bestimmt und fest dazu stehen. Immer wieder darauf pochen: »Gibt es nicht sanftere Mittel? Warum hier mit Kanonen auf Spatzen schießen? Ich möchte es mit sanften Mitteln zuerst versuchen.«

Und endlich aufhören, Menschen mit Krankheiten unter Druck zu setzen. Man wird selbst kränker und macht andere auch krank.

Es ist nicht wahr, wenn man mir antwortet: »Das kann ich meinem Arzt nicht sagen. Dann wird er böse mit mir und behandelt mich nicht.«

Das stimmt nicht.

Ein Arzt ist dazu verpflichtet. Wenn er es ablehnt, dann ist er kein guter Arzt, und bei der Arztschwemme können wir doch wohl wählen, wohin wir gehen wollen, oder?

Ein kluger Arzt wird die Zeichen der Zeit verstehen und sich darauf einstellen.

Anfangs, als ich mit den Kräutern anfing, brauchte ich auch das Schöllkraut. In der Apotheke erhielt ich es mit der Begründung nicht: »Das steht im Giftbuch, ohne Rezept kann ich das nicht herausgeben.«

Frau Treben machte uns schon bei ihrem Vortrag darauf aufmerksam, daß sie davon gehört hätte, daß es in Deutschland nicht zu bekommen sei.

Da es ein sehr wichtiges Kräutlein ist, habe ich es mir selbst gesucht.

Aber eines Tages wollte ich es doch wissen und verlangte von meiner Apotheke, ich möchte bittschön wissen, wie giftig es sei.

Sie brauchte sehr lange, kam dann mit einem sehr alten Kräuterbuch zurück und stellte dann zu ihrer grenzenlosen Verblüffung fest, daß man täglich 20 g nehmen müsse, danach fingen erst die Vergiftungserscheinungen an. Und ich hatte auf ein Pfund Tee 20 Gramm haben wollen.

Seit einiger Zeit ist diese Maßnahme aufgehoben worden und man bekommt es.

Also schon ein kleiner Erfolg.

Vorsorge heißt auch, die Apotheke dazu zu zwingen, richtig aufzuklären.

Ich verlangte mal Maisbarttee!

»Den gibt es nicht«, wurde mir gesagt.

In einer anderen Apotheke erfuhr ich dann, den gibt es wohl, aber ich müsse 100 Gramm auf einmal abnehmen. Ob ich gewillt sei.

Kostenpunkt?

Um die zwei Mark!

Die sanfte Welle ist im Vormarsch!

Dr. Veronika Carstens sagte vor ein paar Monaten im Fernsehen, und sie hat völlig recht: »Die Naturheiler und die Schulmedizin müssen sich endlich die Hand reichen.«

Mein Gott, wir würden wirklich alle gesünder, wenn das endlich geschehen würde.

Ich lehne die Schulmedizin ganz und gar nicht ab. Ich verlange nur, daß sie anfängt umzudenken und sich immer vor Augen hält: »Nur wer heilt, hat recht!«

Es liegt also bei uns, ob wir uns weiter vergiften lassen oder nicht.

Kaufen Sie sich die Bücher, die im Buchverzeichnis stehen. Man gibt so viel Geld aus. Also sollte man endlich auch etwas für seine Gesundheit tun, sich wirklich damit beschäftigen.

Ich betone es nochmals: auch Krebs ist nicht so lebensbedrohend!

Vier Wochen sind ein Nichts; denn er ist ja schon Jahre im Körper, bevor wir ihn merken.

Vier Wochen!

Versuchen Sie es zuerst mit der sanften Therapie, und ich kann Ihnen versichern, Sie ersparen sich sehr viel Leid. Wenn es anschlägt, und es schlägt oft sehr schnell an, dann wissen Sie, Sie sind auf dem besten Wege. Sprechen Sie mit Ihrem Arzt darüber. Verlangen Sie, daß er mitmacht. Nur lebensbedrohende Operationen sollte man nicht aufschieben. Aber dazu gehören nur der Magendurchbruch, oder wenn der Tumor auf ein lebensbedrohendes Organ drückt.

Ich habe bitter dafür zahlen müssen, daß mir die Bücher erst später in die Hände kamen.

Aber vielleicht noch nicht zu spät!

★

Selbstheilung

Auszug aus meinem Tagebuch vom 15. Juni 1984:

»Habe heute einen Knoten hinten am Kopf entdeckt. Hoffentlich beeinträchtigt er mich nicht beim Schreiben. Ich darf nicht ausflippen. Ruhig bleiben. Ganz ruhig. Ich muß mich noch mehr schonen. Ausreden suchen, damit die Familie nicht den wahren Sachverhalt bemerkt. Erst wenn es nicht mehr geht. Jetzt kommt es darauf an. O Gott, gib mir die Kraft zum Durchhalten.«

Ich hatte mich verhältnismäßig gut erholt. Und nun dies. Es fing mit Ohrenschmerzen an. Zuerst war hinter dem Ohr ein Knoten, dann an den Halslymphen. Drei Stück. Kirschkerngroß. Ganz plötzlich waren sie da.

Sie hatten vorher keine Schmerzen verursacht. Aber kaum traten sie ans Licht, da kamen auch die Schmerzen. Zuerst die Ohrenschmerzen, die gingen noch. Aber dann verschlimmerte sich mein Zustand zusehends.

Sehr lange konnte ich es meiner Familie nicht verheimlichen. Meinem Mann mußte ich es zuerst sagen. Denn die Schmerzen wurden besonders in der Nacht furchtbar. Es fing mit Hals- und dann mit Kopfschmerzen an. In meinem ganzen Leben habe ich noch nie so schreckliche Kopfschmerzen gehabt. Die kann man einfach nicht beschreiben. Wenn ich mich nur um Millimeter bewegte, rasten sie los. Ich kam fast um den Verstand. Ein Gedanke war jetzt nur noch in mir:

Wenn ich das nicht beseitigen kann, dann mache ich selber Schluß. Ich warte dann nicht das Ende ab. Oder ich werde darüber verrückt. Ich werde mich umbringen. Schnell und schmerzlos.

Für mich gab es jetzt kein Entrinnen mehr. Der Krebs hatte mich wieder eingeholt. Alles war vergebens gewesen.

Ich dachte nicht einen Augenblick daran, ins Krankenhaus zu gehen. Ich hatte immer noch das Bild der Bekannten vor Augen, die so jämmerlich starb. Nein, das wollte ich mir ersparen. Nur nicht dorthin zurück. Für die gab es doch nur Stahl und Strahl. Sicherlich würden sie mich jetzt bestrahlen wollen, denn der Chemo habe ich ja für alle Zeiten abgeschworen.

Und ich wußte, in meiner derzeitigen Verfassung würde ich dem vielen Zureden nicht mehr gewachsen sein. Oder doch? Nein, ich wollte es nicht darauf ankommen lassen.

Jetzt ging es um die Wurst!

Zuerst einmal mußte ich einen kühlen Kopf behalten. Das zu tun, war wirklich übermenschlich. Aber ich mußte, denn ich wollte meine Kinder nicht in Panik versetzen. Dazu war es meiner Meinung nach noch zu früh. Das konnte noch immer geschehen.

Kaum hatte ich die Knoten entdeckt, begann ich wieder literweise Tee zu trinken. Er brachte mir ein wenig Linderung. Dann lag ich mit dem Kopf ununterbrochen auf einer sehr heißen Wärmflasche. Wäre das Wetter nur zu diesem Zeitpunkt besser gewesen. Es hätte mir geholfen. Aber im letzten Jahr hatten wir ja einen scheußlichen Sommer.

Mein Mann stand in der Nacht auf, wenn ich wieder heißes Wasser benötigte. Er war gefaßt und tat alles, was ich brauchte. Für ihn brach wieder eine schwere Zeit an. Denn schließlich mußte er ja seinem Beruf nachgehen. Die Tochter steht auch im Beruf und bekam es nicht so mit. Aber wieder mein Sohn. Ich mußte liegen, ich konnte nichts anderes mehr als liegen und vor mich hindämmern.

Sofort nach Ausbruch der schrecklichen Schmerzen suchte ich meine Bücher hervor und tat alles, was man dort empfahl, unter anderem auch Umschläge. Einmal mit dem bekannten Schwedenbitter, und dann empfiehlt Frau Treben Umschläge mit Spitz- oder Breitwegerich. Spitzwegerich war bei uns schnell zu finden. Weil er frisch gewalkt werden mußte, bekam mein Sohn die Aufgabe, ihn zu suchen. Er war so rührend und begriff langsam, daß Kräuter mir helfen, und brachte mir Büschelweise davon ins Haus. Aber solche, die ich nicht gebrauchen konnte. Also gab ich ihm ein Blättchen vom Spitzwegerich und erklärte ihm ungefähr, wo man ihn finden könne. Und er fand ihn auch wirklich. Den Zinnkrautumschlag vergaß ich auch nicht. Dieses Kraut wuchs bei uns im Vorgarten. Es steht bei uns sozusagen unter Naturschutz.

Morgens, bevor mein Mann zur Arbeit ging, brachte er mir den heißen Zinnkrautumschlag, den ersten Tee und das Frühstück. Dann schlief ich vier Stunden, wenn ich schlafen konnte. Wegen der Kopfschmerzen hatte ich mir einen dikken Umschlag aus Schwedenbitter um die Stirn gebunden. Ich sah fast schon wie eine Mumie aus. Und dann las ich bei Kneipp, daß man den Blutandrang vom Kopf wegleiten müsse, wenn man Migräne habe. Also ließ ich bis zu den Waden kaltes Wasser in die Badewanne einlaufen und begann mit dem Wassertreten. Dieses tat ich immer, wenn die Schmerzen besonders schrecklich waren, und ich fand tatsächlich Linderung.

Nach vier Stunden legte ich mir dann einen Halswickel aus Schwedenbitter um. Dann wieder vier Stunden liegen. Mein Sohn ging nachmittags den Spitzwegerich suchen, und den walkte ich so weich, daß er nur noch ein Blätterbrei war. Vorher strich ich mir abwechselnd Ringelblumensalbe sowie Majoranöl auf den Hals. Auch nachträglich.

Dazu trank ich den vorgeschriebenen Tee: morgens Zinnkraut, dann zwei Liter Tee von der Mischung Ringelblumen, Scharfgarbe und Brennessel.

Ich ließ den Umschlag von Spitzwegerich auch drei Stunden um den Hals. Dann nahm ich ihn ab.

Für die Nacht machte ich mir dann einen neuen Umschlag. Diesen ließ ich dann so lange drauf, bis er trokken war. Dann nahm ich ihn ab, hielt die Wärme aber ständig mit der Wärmflasche aufrecht.

Es war eine regelrechte Pferdekur.

Essen konnte ich kaum. Es tat mir auch ganz gut, denn ich wußte ja auch, wenn man bei Krankheiten fastet, daß es für den Körper dann viel leichter ist, sich auf die Krankheit einzustellen.

Nach ein paar Tagen wurde es endlich warm in Deutschland, und ich legte mich in die Sonne. Jetzt brauchte ich die Wärmflasche nicht mehr.

Ich lag also mal wieder flach auf dem Rücken, konnte nichts tun und starrte in die Bäume.

Wie soll es nur weitergehen, dachte ich immer wieder. Zu diesem Zeitpunkt blieben die Kopfschmerzen manchmal eine Stunde fort.

Das gab mir schon wieder Kraft.

Ich trank Tee und kam mir langsam wie ein Pferd vor. Aber es tat mir gut.

Ich magerte ab, aber das störte mich nicht.

Die ganze Zeit hatte ich nicht mehr den Wunsch, eine Klinik aufzusuchen. Sie würden mich doch nur mit Giften bombardieren, und was noch schlimmer war für mich, ich hatte ein Grauen vor dem Krankenhaus bekommen.

Wenn es nun zu Ende gehen sollte, dann sollte es daheim stattfinden. Das hatte ich mir immer vorgenommen. Ich wunderte mich selbst, daß ich so ruhig blieb! So gelassen. Es machte mir nichts mehr aus. Und jetzt waren die Kopfschmerzen auch nicht mehr so rasend. Morgens lief ich im Tau des Grases herum. Ich tat alles, um den Druck vom Kopf zu nehmen, und es half mir sehr.

Meine Bekannte sprach mit ihrer Tochter über meinen Zustand. Sie erklärte, es könne sich auch nur um eine Entzündung handeln, und keine Metastasen. Mir war es völlig wurscht, was es war. Ich wollte die Sache nur allein in den Griff bekommen.

Am 21. Juni steht in meinem Tagebuch: »Ein Knoten links hinter dem Kopf ist verschwunden. Die Kopfschmerzen sind aber immer noch da.«

Vorne am Hals hatte ich noch immer zwei Knoten.

Ich sage es meinem Mann. Er fühlt sich glücklich.

»Bestimmt kriegst du das wieder hin. Einer ist schon durch die Behandlung fort.«

Ich glaube es noch nicht! Mein Kopf!

Nein, an eine Heilung kann ich in diesem Zustand nicht mehr glauben.

Irgendwo habe ich mal gelesen: »Man hat keine Angst vor dem Tod. Das ist es nicht. Man hat nur schreckliche Angst vor den vielen Schmerzen, die den Tod einleiten.«

Ja, dachte ich inbrünstig. Das ist wahr. Die Schmerzen. Man ist fast besinnunglos vor Schmerzen und muß sich immer wieder aufraffen, um der Familie nicht zu zeigen, wie schrecklich alles ist.

26. Juni.

Langsam lassen die Schmerzen nach. Ich hoffe, daß ich diese Sache auch bald wieder in den Griff bekomme.

28. Juni.

Alle Knoten sind weg. Mir geht es viel besser. Es fällt mir zwar noch alles schwer, aber ich raffe mich auf. Manuel fährt ins Ferienlager. Ich muß seine Sachen vorbereiten. Das Wetter kann man wirklich vergessen.

Wir haben zum gleichen Zeitpunkt eine Reise nach Damp 2000 geplant. Zuerst will ich nicht reisen. Ich fühle mich noch sehr schlapp. Doch ich glaube, Tapetenwechsel wird mir sehr gut tun.

Ich habe keine Schmerzen mehr, keine Knoten. Alles ist wieder normal. Ich bin gesund!

Aber dann bekam ich einen anderen Rückfall.

Auf der Reise bekomme ich nach drei Monaten wieder meine Regelblutung. Sie ist sehr stark.

Ich verblute fast, komme sehr erschöpft an. Lege mich sogleich hin. Es wird schlimmer. Ich nehme Misteltee und

Schwedenbitter. (Meine Kräuter begleiten mich auf all meinen Reisen.)

Ich glaube zu verbluten und weiß, wenn es morgen nicht aufhört, muß ich gleich einen Frauenarzt aufsuchen. Ich will nicht unters Messer. Dazu bin ich viel zu schwach. Ich trinke den Tee. Mistel zieht zusammen. Hätte ich nur mein Zinnkraut hier, würde ich ein Sitzbad machen. Es muß auch so gehen.

Ich schaffe es mal wieder.

Am nächsten Tag ist fast nichts mehr vorhanden.

Das Wetter an der Ostsee treibt den Rest meiner Krankheit aus den Knochen.

Ich fühle mich sehr wohl.

Ich habe es geschafft!

Ich weiß nicht, ob es sich wirklich um Metastasen oder nur um eine Entzündung gehandelt hat. Es ist mir auch gleichgültig. Ich weiß nur eins, ich habe es mit den Kräutern geschafft. Ohne eine einzige Pille zu nehmen.

Für mich ist es nicht wichtig, wissenschaftlich zu belegen, was es war und so weiter. Für mich ist wichtig, daß ich mich gesund erhalte. Ohne Gifte.

Heute, da ich zum Schluß meiner Ausführungen komme, lese ich in unserer Tageszeitung vom 4. Januar 1985 einen Bericht über die heilige Hildegard zu Bingen. Ich erwähnte sie schon einmal. Sie schreiben, was die heilige Hildegard wußte, bestätigt heute die moderne Arzneimittelforschung. Sie wußte zu ihrer Zeit, daß Galant und Pfefferöl gegen Herzweh helfen.

Der Nachweis, daß die von der heiligen Hildegard behaupteten Heilkräfte in beiden Pflanzen tatsächlich vorhanden sind, gelang Wissenschaftlern erst *in diesem Jahr.* Aber ich frage mich jetzt die ganze Zeit, woher wußte es die heilige Hildegard?

Sie war weder Wissenschaftlerin, noch besaß sie solche teuren und raffinierten Labors, wie man sie heute überall findet.

Und darum stelle ich nochmals die Frage: Warum muß man erst alles wissenschaftlich beweisen? Warum wird es nur dann anerkannt?

In der gleichen Ausgabe lese ich auch, daß Heilkräuter gut gegen Husten sind. Das wußte ich schon lange. Plötzlich hört man überall etwas von Heilkräutern.

Und hier liegt auch wieder eine große Gefahr. Denn leider wird jetzt auch viel Mißbrauch mit den Heilkräutern und deren Zusammensetzung betrieben von Leuten, die mitschwimmen wollen im Strom der Gesundheitswelle. Das ist sehr gefährlich. Vor allen Dingen bei der Zusammensetzung vom Schwedenbitter kann man alles Mögliche bekommen.

Darum möchte ich Sie, liebe Leser, ausdrücklich bitten, entweder Sie besorgen sich wirklich die Bücher, die ich angebe und erlesen sich das Wissen, oder Sie gehen zu jemand, der von Kräutern wirklich etwas versteht.

Nur wenn man sich ganz sicher ist, kann man sie anwenden.

Und nochmals meine Bitte, wenn nach kurzer Zeit nicht eine Wendung eintritt, dann einen Arzt aufsuchen. Auch die Kräuterkunde muß gelernt sein. Ich habe fast zwei Jahre dafür gebraucht und mich täglich viele Stunden damit befaßt.

Vom Krebs möchte ich nochmals sagen: Er ist *keine* örtliche Angelegenheit. Operation und Bestrahlung entfernen den Knoten, aber nicht die Ursache! Vergessen Sie das nie! Verlangen Sie von Ihrem Arzt wirklich Aufklärung, und wenn er sie Ihnen nicht gibt, wechseln Sie ihn einfach.

Dies ist also meine Geschichte.

Vielleicht interessiert Sie es, zu erfahren, wieviel meine

Kasse für mich aufbringen mußte.

Für die Operation und die elf Behandlungen sowie Abschlußuntersuchung.

Zusammen: 26 408,19 DM.
Mein Arzt setzte allein 10 733,19 DM in Rechnung.

Ich hoffe, ich konnte Ihnen ein wenig helfen und Sie vor allen Dingen nachdenklich stimmen.

★

Nachtrag zur siebten Auflage

Wer hätte das gedacht – damals vor über sechs Jahren – daß dieses kleine Krebsbuch es schaffen würde, so vielen Menschen eine Hilfe zu sein! Heute am 4. April 1991 fange ich damit an, meine Erfahrungen, die ich seit dieser Zeit gemacht habe, niederzuschreiben.

Es hat sich viel getan in den vergangenen Jahren. Nicht nur, daß ich fünf weitere Sachbücher geschrieben habe, nicht nur, daß ich seither mit einem Arzt zusammen viele Vorträge gehalten habe – ca. 85 Termine pro Jahr. Nein, etwas ganz anderes hat sich auch noch ereignet.

Kaum war nämlich das Buch in unserer Heimatzeitung besprochen worden, fing man damit an, mich anzurufen. Seit 1985 hat die Bevölkerung also aus meinem privaten Telefon ein Krebssorgentelefon gemacht. Täglich erhalte ich ca. 20 bis 30 Anrufe.

Auf die Anrufe hin hat sich dann einiges bei mir herauskristallisiert, was ich in diesem Nachtrag ausführlich bringen möchte.

Man hält sich tapfer an die gemachten Anweisungen und Vorschläge, die ich ganz besonders auch in meinem Buch »Ich habe Krebs und lebe noch immer«, geschrieben habe. Doch dann werde ich immer wieder von den Kranken verzweifelt gefragt: »Wo kann ich denn mal Urlaub machen, oder mich ein wenig regenerieren? An Orten, wo ich all das auch bekommen kann, was Sie, Frau Friebel und Dr. Hoffmann, vertreten. Es ist so wichtig für mich. Vor allen Dingen möchte ich mich auch weiterbilden in Sachen Krebskrankheit oder Erkrankungen überhaupt. Seit ich Ihre Bücher gelesen habe, habe ich begriffen, daß ich die Verantwortung für mich nie mehr abgeben darf. Wo bekomme ich also Hilfe, Frau Friebel? Bitte, geben Sie mir doch ein paar gute Adressen von Häusern, wo man all dies bekommt, seelische Betreuung, richtige Ernährung.«

Diese Fragen werden täglich gestellt.

Für mich war das eine sehr schwere Aufgabe. Ich kann nichts empfehlen, was ich nicht mit Dr. Hoffmann überprüft habe. Vor allen Dingen weiß ich aus Erfahrung, daß jeder Krebspatient sich ganz unterschiedlich verhält. Nimmt man seine Krankheit an, begreift man endlich, daß man nicht Opfer, sondern Täter ist, dann weiß man auch, wie man diese Krankheit angehen muß.

Ein paar Jahre hat es dann bei mir gebraucht, bis ich endlich ein paar sehr gute Adressen bekam, wo man die gewünschte Hilfe bekommt. Wie gesagt, ich weiß erst jetzt von diesen Häusern. Sollte ich in Zukunft noch mehrere gute Adressen bekommen, dann werde ich sie bei der nächsten Auflage miteinbeziehen.

Fangen wir also mit einem Katholischen Fastenzentrum an. Wie wichtig diesses »große Reinemachen« oft für einen Krebspatienten ist, weiß fast niemand. Leider wird in den üblichen Fastenbüchern davor sogar noch gewarnt, daß ein Krebspatient fasten soll. Zum Teil stimmt das auch, wenn man es falsch macht. Darum kann ich die Patienten auch nicht nur einfach zum Fasten losschicken. Eine Vorbereitung ist schon nötig. Was auch die wenigsten Menschen wissen, ist, daß Fasten auch die Seele stark in Anspruch nimmt. Das alles muß ein gutes Haus berücksichtigen. Ich persönlich habe sehr viele Erfahrungen mit einer bestimmten

Hirse-/Teefastenkur gemacht. Viele Patienten haben dies schon nachgemacht und fühlen sich sehr wohl dabei.

Darum habe ich dann eines Tages mit dem Leiter des Samariter-Werkes Kontakt aufgenommen. Dieses Werk besitzt zur Zeit drei sehr schöne Häuser in Deutschland. Eins befindet sich in Volkertshausen am Bodensee, das zweite befindet sich hier oben in meiner Nähe, in Hörstel bei Rheine. Hier halte ich auch hin und wieder Vorträge, wenn es meine Zeit erlaubt. Dann gibt es noch ein drittes Fastenzentrum in Friedrichshöhe im Schwarzwald.

Die Fastenkuren belaufen sich, wenn man nicht sehr viel Zeit hat, auf zwei Wochen. Selbstverständlich kann man sie verlängern. Als Krebspatient *muß* man wenigstens drei Wochen fasten oder die bestimmte Hirse-/Teekur durchziehen. Fasten ist eine ganz natürliche Selbstreinigung des Körpers. Man lernt in diesen Häusern nicht nur richtig zu fasten, sondern man bekommt außerdem auch noch sehr schöne Vorträge und Seminare angeboten. Fasten-Meditation, Fasten und Ikebana, Fasten und Glaubensvertiefung. Ich schrieb ja schon eingangs, Fasten hat auch etwas mit Reinigung der Seele zu tun.

Was mich besonders an diesen Häusern beeindruckt ist folgender Grundsatz: »Kosten, Preise, Spenden. Das Heizöl, der Strom, das Wasser, die Arbeit unserer Mitarbeiter und vieles andere mehr, kann nur mit Geld gezahlt werden. Dieses Geld erhalten wir von unseren Gästen für die Pensionen oder durch Spenden. Da wir gemeinnützig sind, arbeiten wir nicht mit Gewinn, sondern kostendeckend, d. h. unsere Preise müssen so sein, daß wir keine Gewinne machen, aber die anfallenden Kosten bezahlen können. Wer nun aus finanzieller Not die Kosten für einen Aufenthalt bei uns nicht aufbringen kann, der soll und darf sich dadurch nicht vom Fasten abhalten lassen. Wir werden dann über einen zu diesem Zweck eingerichteten Spenden-Fonds für ihn diese Kosten bezahlen. Führen Sie uns Notleidende, denen wir mit Fasten helfen können, zu und spenden Sie für diesen Fond des guten Gewissens.«

Und so sieht ein Fastentag im Samariter-Werk aus: »Ihr Tag beginnt um 7.30 Uhr mit Aufladeübungen an der frischen Luft. Dies sind für Faster geeignete Freiübungen. Während der anschließenden Tischzeit nehmen Sie einen Kräutertee ein. Um 9 Uhr sind Sie dann eingeladen, an einer halbstündigen Meditation (Aufladeübungen für die Seele) teilzunehmen. Die Fastenrunde mit Vorträgen und Gesprächen über Fasten und Ernährung finden dann um 11 Uhr statt. Anschließend um 12 Uhr ist die Tischzeit bei Gemüsesäften und Gemüsebrühen, danach Mittagsruhe mit Leberwickel.

Der Nachmittag dient dem Spaziergang und Ausflügen, denn als Fastender braucht man viel Bewegung und frische Luft. Zur Tischzeit um 18 Uhr genießen Sie Fruchtsäfte. Am Abend bieten wir Ihnen an: Spezielle Video, Filme, Jogá, autogenes Training, gemütliches Beisammensein. Das Programm ist ein Angebot für Sie, das Sie nach Belieben wahrnehmen können. Nur die Tischzeiten sind verpflichtend. Je nach Haus, Kursleiter oder Wunsch der Fastengäste kann sich das Programm auch ändern.«

Seit neuester Zeit führen zwei Häuser auch Dauerbrausen – für Krebspatienten eine sehr gute Sache. Wie gesagt, man geht auf Ihre Wünsche ein. Angehörige können mitkommen und auch mitmachen. Sie werden sich dadurch sehr viel wohler fühlen.

Möchten Sie auch einmal eine Fastenkur mitmachen, fangen Sie vorher damit an, eine Art Vorbereitungskur zu machen, mit sehr viel Gemüse und Salaten.

Eigentlich müßte jeder Krebspatient einmal sechs Wochen fasten und danach mit einer richtigen Ernährung für immer einsteigen. Wir füttern unseren Krebs nämlich selbst.

Anfragen und Prospekte erhalten Sie vom Samariter-Werk, W-7701 Volkertshausen 1, Telefon (0 77 74) 4 32.

Die zweite Möglichkeit wäre, eine sehr gute Kur in einem Lehmkurbad zu nehmen. Wie wichtig und wertvoll es gerade für einen Krebspatienten ist, sich mit dieser Angelegenheit vertraut zu machen, haben Dr. Hoffmann und ich ausführlich in unserem Buch »Heilen ist einfach« beschrieben. Ich habe Frau Dr. Menschel, die Leitende Ärztin eines solchen Lehmkurbades, persönlich kennengelernt. Ich muß sagen, Dr. Hoffmann und ich waren von ihrer Anlage Lehm, Luft, Wasser einfach begeistert. Es sind sozusagen Regenerationskuren mit richtiger Ernährung gepaart. Auch hier geht man speziell auf Ihre Wünsche ein. Das hat mir Frau Dr. Menschel versichert.

Diese Kuren werden auch von Ihrer Kasse bezahlt. Wir verstehen sie als Anregung der eigenen Körperabwehrkräfte. Man wird auch dort »entgiftet«. Eine sehr gute Darmsanierung wird dort auch vorgenommen. Ich kann dieses Haus nur wärmstens empfehlen. Möchten Sie also eine sehr gute Kuranwendung nach Ihrer Erkrankung vornehmen, so können Sie sich dort sehr wohl fühlen. Auch hier können Ihre Angehörigen Sie begleiten und mitmachen. Als wir dort waren, haben wir uns mit Patienten unterhalten. Einige kommen schon seit vielen Jahren jedes Jahr wieder und sind »lehmsüchtig« geworden.

Vielleicht machen Sie mal einen Tagesausflug dorthin und sehen sich alles ganz genau an und besprechen es mit Dr. Menschel, oder Sie lassen sich Prospekte kommen und studieren sie eingehend.

Adresse: Kurhaus Dr. Menschel, W-6553 Sobernheim-Meddersheim, Telefon (0 67 51) 8 50.

Ein drittes Angebot gibt es in Österreich. Frau Annemarie Steiner, Dipl.-Atemtherapeutin und Gesundheitsberaterin, bietet auch Kurse und Ferienseminare an. Das richtige Atmen ist für einen Krebspatienten nämlich sehr wichtig. Das lernt man bei Yoga und anderen Übungen.

Aufgrund langjähriger Erfahrung werden Gesundheitsferien angeboten, welche die Basis für eine umfassende Gesundheit bilden und die *Selbstheilungskräfte* aktivieren.

Ernährungsumstellung, körperliche Aktivierung sowie psychische Stabilisierung und eine positive Lebenseinstellung sind Bausteine, die helfen können, dieses Ziel am besten und bei höchster Lebensqualität zu erreichen.

Durch gezielte Aufklärung und ganzheitlich orientierte Gesundheitsbildung kann ein nachhaltiger Einfluß auf krankmachende Umweltfaktoren, aber auch auf negative Einflüsse des Lebensstils genommen werden.

Darüber hinaus wird psychologische Beratung angeboten, welche hilft, das Selbstwertgefühl zu fördern, den Abbau von Ängsten zu beschleunigen und depressive Zustände zu beseitigen.

Die Übungen sind einfach und für jeden machbar. Des weiteren werden spezielle Kreislauf-, Nerven-, Drüsen-, und Stoffwechselübungen (zur besseren Sauerstoffversorgung aller Körperzellen) angeboten. (Sehr wichtig für Krebspatienten! Anmerk. der Autorin.)

Der besondere Charakter der gewählten Häuser gewährleistet eine individuelle und persönliche Atmosphäre.

Informationsmaterial erhalten Sie unter folgender Adresse: Institut für ganzheitliche Gesundheitsvorsorge, A-3370 Ybbs, Krilstraße 7, Postfach 35.

Ich glaube, damit habe ich ein breites Spektrum aufgezeichnet. Ich wäre Ihnen lieber Leser, sehr dankbar, wenn Sie mir Ihre Erfahrungen mitteilen würden, die Sie in diesen Häusern gemacht haben.

Was man unbedingt meiden und was man unbedingt tun sollte!

Ich habe zwar schon über die Ernährung geschrieben, und doch möchte ich dieses Thema an dieser Stelle noch einmal aufgreifen. In den letzten sechs Jahren haben sich viele Informationen gerade über dieses Thema bei mir angesammelt.

Es ist immer die wiederkehrende Frage am Telefon: »Frau Friebel, was darf ich denn jetzt noch essen?« oder »Ist es wirklich so wichtig, was ich bei meiner Krebserkrankung zu mir nehme?« und »Wie sieht Ihr Speiseplan am Tage aus?«

Meine Antwort ist immer die gleiche: »Es ist *lebenswichtig* was man ißt.« Zum Beispiel weiß fast kein Bundesbürger, daß man unbedingt das viele Eiweiß meiden muß. Eiweiß ist der Gesundheitskiller Nummer eins! Die Vegetarier haben das zum Teil erkannt und machen aber dann den schlimmsten Fehler ihres Lebens. Sie meiden zwar Fisch, Fleisch und Wurst, steigen dann jedoch auf Käse, Quark, Joghurt, Milch, Kefir etc. über und nehmen so doppelt so viel Eiweiß zu sich und füttern damit buchstäblich jede Krankheit. Wie schlimm sich das auswirken kann, ist im Augenblick nur in einem einzigen Buch wirklich gut beschrieben worden, und zwar in »Rheuma heilt man anders« von Dr. med. Klaus Hoffmann. Auch über Krebs wird in diesem Buch ausführlich berichtet. Dr. Hoffmann weiß, worüber er schreibt. Er hatte selbst angeblich unheilbares Rheuma, heilte sich und ist ein Arzt, zu dem viele Krebspatienten pilgern. Sie alle müssen sich bei ihm einen Vortrag über richtige Ernährung anhören.

Andere Ärzte mögen ruhig darüber spotten. Fragen Sie doch mal diese, woher der Mensch genug Vitamin C bekommt, wenn er nicht darauf achtet, daß dieses mit der Ernährung ausreichend eingenommen wird. Der Mensch braucht Vitamin C, kann es selbst aber nicht bilden.

Ein Mangel an Vitamin C stört die Bildung des Bindegewebes und dabei gleichzeitig den Aufbau der sogenannten leimgebenden, kollagenen Fasern. Die Wirkung ist daher einschneidend, so daß Vitaminmangel mit Sicherheit krebsbegünstigend wirkt. Der Vitaminbedarf von Krebskranken ist deutlich erhöht. Auch die neutrophilen Granulozyten, weiße Blutkörperchen, haben einen ungewöhnlichen hohen Gehalt an Vitamin C. Sie sind als Freßzellen entscheidend für die körpereigenen Abwehrkräfte. Der Krebskranke oder Krebsgefährdete ist daher in besonderem Maße auf das Vitamin C angewiesen. T. K. Basu und Mitarbeiter haben 1974 nachgewiesen, daß der Vitamin-C-Gehalt der Leukozyten bei völlig gesunden Personen am höchsten ist, bei Patienten mit Brustkrebs am niedrigsten.

Ich habe nur ein Vitamin hervorgehoben und besprochen. In einem weiteren Buch habe ich alle Vitamine ausführlich beschrieben. Also, Vitamin A, B, C, E und Magnesium sowie Zink und Calcium sind als Stoßtherapie sehr wichtig. Man muß diese zu Anfang hochdosiert zu sich nehmen. Das kann man aber nicht allein über die Ernährung. Deswegen sollte man sich für vier bis fünf Monate mit Vitamintabletten behelfen. Wichtig ist wieder zu wissen, daß man reine Produkte zu sich nimmt, auch keine Mischungen. Vor allen Dingen ist es wichtig, daß man keine Ascorbinsäure zu sich nimmt, oder höchstens in winzigen Spuren. Karl O. Glaesel schreibt: »Weniger bekannt ist, daß auch beim Abbau von Vitamin C – Ascorbinsäure als Bauprodukt Oxalsäure entsteht. Eine überhohe Verabreichung von synthetischem Vitamin C braucht nicht so harmlos abzulaufen, wie manche anzunehmen scheinen.«

Es gibt ein Vitamin C – Acerolakirsche genannt – in Pulverform. (Bezugsquelle am Schluß des Artikels.) Vitamin C ist besonders für Kranke wichtig, die Bereés-Tropfen zu sich nehmen. (In meinem Buch »Sind wir schon alles Versuchskarnickel?« beschrieben). Vitamin C leitet sozusagen den »Dreck« aus unserem Körper. Meiden Sie aber Südfrüchte im Winter. Es ist nachgewiesen, daß acht Tage nach der Pflückzeit fast kein Vitamin C mehr in den Früchten vorhanden ist. Sie sind dann nur noch Säurebildner. (Nachzuprüfen mit dem Ph-Teststreifen).

Wir müssen uns aber basisch ernähren. Das ist ausführlich in dem oben genannten Rheumabuch beschrieben und auch in dem von Dr. Hoffmann und mir gemeinsam verfaßten Buch »Nahrung für deine Seele«. Wir haben dort auch über einen Teststreifen geschrieben. Damit kann man sofort selbst feststellen, ob man übersäuert oder basisch ist. Nur ein übersäuerter Körper verursacht Schmerzen. Mit richtiger Ernährung kann ich mich also schmerzfrei halten.

Eiweiß übersäuert ganz besonders und es entstehen auch alle Ablagerungen im Körper durch Eiweiß. Eiweiß ist schlimm, nicht Fett. Die Muttermilch besitzt nur 1,5 % Eiweiß. Das sollte uns doch eigentlich schon alles sagen.

Butter und Sahne ist in Maßen erlaubt.

Ist man schwer erkrankt, sollte man ein dreiviertel Jahr soweit es geht, das Eiweiß meiden. Das ist fast lebenswichtig. Ebenso den Honig; er besteht zu 98 % aus Zucker und der Rest nur aus ein paar Blütenpollen und Spurenelementen. Beides füttert Ihren Krebs, da alles in Unmengen gegessen wird.

Wichtig ist auch, daß sie den Essig meiden und dafür ab sofort mit Kanne-Brottrunk die Speisen anrichten und ihn auch selbst verdünnt, täglich trinken. Er besitzt sämtliche Vitamine, viele Spurenelemente, Enzyme und noch einiges mehr. Nachzulesen in dem Buch »Gesundheit fast zum Nulltarif?«. Außerdem täglich 1–3 Teelöffel Heilerde innerlich. Sie zieht alle Giftstoffe an sich. Dann unser guter alter Lebertran. Sie werden es fast nicht glauben, daß er der beste Schutz für unsere Schleimhäute ist. Und gerade in den Schleimhäuten entstehen die meisten Krebse. Würde jeder Bundesbürger ausreichend Vitamin A zu sich nehmen, würde die Krebsrate sogleich um 40 % gesenkt werden. Doch dieses geht fast nicht, da unsere Ackerböden so verseucht sind, daß die Möhre oft kaum noch Vitamin-Spuren aufzuweisen hat.

Ich könnte jetzt viele hundert Seiten in Sachen Ernährung schreiben. Ich habe sehr viel Wissen darüber in meine anderen Bücher gepackt. An dieser Stelle möchte ich nur ein paar Hinweise bringen, wie ich mich ernähre.

Morgens: Reiswaffeln mit Butter und belegt mit Keimlingen, oder Tomaten, Radieschen, Gurken, Rettich.

Mittags: Gemüsepfanne mit allen möglichen Gemüsen, deren ich gerade habhaft werden kann, und vielen Kräutern. Hirse, Reis, Kartoffeln. Oft esse ich auch nur Pellkartoffeln und Kräuterbutter. Sehr gut. Ich esse auch viele Gemüsebrühen. Viele Salate frisch angemacht. Im Sommer esse ich 70 % Rohkost und 30 % gedämpft. Im Winter umgekehrt und verfahre damit sehr gut.

Da ich mich jetzt schon im achten Jahr nach Feststellung meiner Krebserkrankung befinde, kann ich auch Eiweiß zu mir nehmen. Ich halte aber immer das Verhältnis 1:4 ein. Das heißt, 100 Gramm Fleisch und 400 Gramm Gemüse oder Salate. Ich esse dann keine Kartoffeln, Reis oder Nudeln zu einem Gericht, wenn ich Eiweiß zu mir nehme. Milchprodukte bis auf Sahne und Butter, die ja fetthaltiger sind, meide ich auch jetzt noch, wenn es geht. Ich esse auch lieber rohes Fleisch, Tatar und rohen Lachs, alles sehr gut bekömmlich.

Mit der Zeit wird das Essen immer unwichtiger für mich. Ich habe so viele schöne Dinge zu tun, da denke ich nicht ständig ans Essen. Übrigens, Kinder und Tiere tun das auch nicht. Sie leben intensiver. Nur wenn sie Hunger haben, denken sie wieder ans Essen. Wir Erwachsenen und unsere verwöhnten Haustiere denken ständig daran.

Ständig höre ich solche Sprüche wie: »Wenn ich schon nicht mehr alles essen darf was mir schmeckt, dann kann ich ja gleich in die Grube fahren.«

Bitte schön! Niemand hindert Sie daran, denn Sie haben noch immer nicht begriffen, warum Sie krank geworden sind. Krankheit bedeutet immer Aufforderung, über sein Leben nachzudenken. Sie haben einfach nicht begriffen, daß Sie es ganz alleine geschafft haben, also ohne Arzt wohlverstanden, sich schwerst krank zu machen. Damals habe ich mir gesagt, wenn ich das geschafft habe, wieso kann ich mich dann nicht auch umgekehrt wieder ohne Arzt gesund machen?

Wir essen, um zu leben, und leben nicht, um zu essen!

So Gott es will, wird in diesem Jahr noch eine Art Kochbuch für Kranke von Dr. Hoffmann und mir erscheinen. Rezepte werden schon ausprobiert. Jede Mahlzeit wird anschließend mit einem Teststreifen überprüft, ob sie nicht zu einer Übersäuerung des Körpers geführt hat, sondern ob dieser basisch geblieben ist.

Nochmals: wenn Sie Eiweiß und Zucker und Honig meiden, dann tun Sie schon unendlich viel für Ihre Gesundheit.

Wenn man Ihnen erklärt, daß zuviel Zucker schädlich für Sie ist, das glauben Sie sofort. Daß zuviele Kohlenhydrate schädlich sind, das glauben Sie auch. Und plötzlich soll ein Zuviel an Eiweiß sehr gesund sein? Wenn das stimmen würde dürften wir gar keine Kranke unter uns haben, denn Eiweiß nehmen die meisten Menschen ja in großen Mengen zu sich.

Übrigens, in allen Produkten, besonders in unseren Hülsenfrüchten, befindet sich Eiweiß. Eiweiß und Calcium sind natürlich wichtig. Aber nicht in diesen Mengen und wie gesagt, man kann sie auch anders zu sich nehmen.

Die Kuh, unser größter Eiweißspender, nimmt sie Eiweiß zu sich? Was frißt sie, um so viel Eiweiß und Calcium spenden zu können? Frische Kräuter und Gräser! Na also! Wenn Sie, lieber Leser, das einmal beherzigen, bekommen Sie viele Krankheiten in den Griff.

Bezugsquelle für Vitamine: Versand Udo Wellmann, W-4400 Münster-Roxel, Bertolt-Brecht-Straße 1, Telefon (0 25 34) 14 93.

Irrigator und Ano – wirklich eine gute Sache?

Ist der Darm krank, leidest du ein Leben lang.

Kaum ein Wundermittel ist bisher so der Aufmerksamkeit entgangen wie dieses kleine Darmröhrchen, Ano genannt.

Es ist ein körperanschmiegsam hergestelltes Röhrchen, dessen Noppe außerhalb des Schließmuskels verbleibt. Durch einen Hohlraumschliff im Innern des Ano wird erreicht, daß im Darm sich ständig bildende Gärgase stetig abgeleitet werden. Da der Darm bis zu 50 Liter dieser Gärstoffe bilden kann, kann es eine richtige Wohltat bedeuten, von dieser quälenden Last befreit zu werden. Der Bauchumfang nimmt häufig und schnell um sechs, sieben, acht oder mehr Zentimeter ab.

Blähungen entstehen in erster Linie durch zu lange Verweildauer des Speisebreies im Darm. Dadurch entwickeln sich verstärkt Gär- und Fäulnisprozesse, welche zuviele Gase produzieren. Diese weiten den Darm bis zu 17 cm auf und lassen die Muskulatur erschlaffen. Der mechanische Druck der Blähungen wirkt beeinträchtigend auf sämtliche direkt angrenzenden Organe wie z. B. Magen, Milz, Bauchspeicheldrüse, Leber sowie auf die Blutgefäße im Bauchgebiet. Das Zwerchfell wird hochgedrückt und schränkt in ganz erheblichem Maße die Herz- und Lungentätigkeit ein.

Leicht erkennbare Folge dieser Tatsache sind Atemnot und Beklemmungszustände, welche sich bis zu Angstpsychosen steigern. Hiermit sei nur angedeutet, daß in diesem Zusammenhang auch die Psyche des Menschen sehr negativ beeinflußt wird. Außerdem treten gleichzeitig Schäden auf, die für uns auf den ersten Blick nicht erkennbar sind, da diese Auswirkungen zum großen Teil dem natürlichen Alterungsprozeß zugeordnet werden, in Wirklichkeit jedoch für das Altern mitbestimmend wirken, d. h. das Altern beschleunigen.

Gerade weil unsere Entgiftungsorgane durch den geschädigten Darm in Mitleidenschaft gezogen werden, folgt:

Das Immunsystem wird geschwächt, da die Schutz- und Abwehrmechanismen die im Darm produzierten Gifte nicht mehr neutralisieren können. Die sogenannten »Kampftruppen«, welche der Körper im Bedarfsfall gegen Infektionskrankheiten, Infektionsherde oder andere Krankheiten mobilisiert, können für diese Zwecke kaum noch bereitgestellt werden, da diese überlastet sind. Darunter fällt auch das körpereigene Heilsystem, welches parallel zu den Abwehrkräften arbeitet. Die Folge ist:

Der Säurehaushalt bewegt sich im sauren Bereich.

Der Alterungsprozeß wird beschleunigt.

Die Zellerneuerung ist gehemmt und gestört.

Die gesamte Aktivität des Organismusses wird eingeschränkt.

Die Psyche, welche ein Teil unseres Selbst ist, wirkt reflektorisch auf den Körper negativ.

Dem kann durch Einsatz des Röhrchens entgegengewirkt werden.

Sie glauben gar nicht, wie wohl man sich fühlt, wenn man dieses Röhrchen trägt. In der Regel wird es nur nachts getragen. Viele Patienten sind begeistert. Spontan komt es zu positiven Reaktionen.

Es ist ein kleines Röhrchen, das so viel bewirkt, und natürlich mal wieder ohne Nebenwirkungen.

Besonders Krebspatienten fühlen sich sehr wohl damit. Oft werden die Schmerzen dadurch genommen.

Ich persönlich möchte es eigentlich jedem Menschen ans Herz legen und kann es nur empfehlen.

So wie ich auch allen Krebspatienten immer wieder empfehle, anfangs zweimal die Woche mit einem Irrigator den Darm zu spülen. Sie glauben gar nicht, wie schnell man Erfolge damit erzielt. Ist doch unser Darm die gefährlichste Straße der Welt. Bekomme ich den Darm wieder in Ordnung, habe ich fast den Kampf gewonnen.

Sie können lauwarmes Wasser nehmen, oder aber auch mit Heilerde oder einem Schuß Brottrunk arbeiten. Kreisende Gifte im Körper werden so schneller ausgeschieden und der Patient fühlt sich sogleich viel wohler und kann den Kampf mit seiner Krankheit viel besser aufnehmen.

Besonders beim Heilfasten *muß* man mit einem Irrigator arbeiten. Sonst kann es zu erheblichen Nebenwirkungen kommen, die gar nicht so ungefährlich sind.

Reinigen Sie Ihren Darm und Sie werden sehr schnell eine fröhliche Psyche bekommen. Die haben wir Krebspatienten ja bitter nötig.

Bezugsquelle: Irrigator, Ano-Röhrchen, Vier Flamingos Verlag und Vertriebsgesellschaft, Postfach 1528, W-4440 Rheine, Telefon (0 59 71) 7 00 92

»Ölziehen« nach Dr. Karach

Als ich das erste Mal davon erfuhr, glaubte ich, es sei für Krebspatienten nicht wichtig. Doch dann erfuhr ich von guten Ärzten, daß gerade Krebspatienten sich dem Ölziehen unterziehen sollten. Schließlich hat gerade ein Krebspatient sehr viel Gift in sich, sonst wäre er ja nicht an dieser Sache erkrankt.

Inzwischen habe ich vielen Krebspatienten das Ölziehen erklärt und einstimmig erzählten sie mir, daß es ihnen sehr gut bekäme.

Bei den »Mündigen Bürgern«, erfuhr ich dann genaues. Hier ein Ausschnitt aus der Zeitschrift der »Mündigen Bürger«. Frau Herbst war so freundlich und hat mir erlaubt, den ganzen Text zu übernehmen:

»Auf einer Tagung des All-Ukrainischen Verbandes der Onkologen (Fachärzte für Krebs) und Bakteriologen, innerhalb der Akademie der Wissenschaften der UdSSR, hielt Dr. med. F. Karach ein vielbeachtetes Referat. Er erklärte einen ungewöhnlich einfachen Heilprozeß des menschlichen Körpers mit Hilfe von Sonnenblumenöl.

Die Resultate dieses Heilverfahrens rufen Verwunderung und Zweifel über den Inhalt seines Vortrages hervor, aber nach Überprüfung seiner »Öl-Therapie« kann sich jeder von der Stichhaltigkeit seiner Argumente überzeugen und die Wirkung am eigenen Körper erproben.

Es ist schon mehr als erstaunlich, daß mit dieser vollkommen unschädlichen biologischen Heilmethode derartige Gesundungserfolge und Resultate erzielt werden konnten.

Erfolge, die einfach beispiellos sind. Diese einfache Methode ermöglicht es, die verschiedensten Krankheiten vollkommen auszuheilen, wobei man auf chirurgische Eingriffe und auf das Einnehmen verschiedener Arzneimittel mit ihren oft so schädlichen Nebenwirkungen verzichten kann.

Das eigentlich Entscheidende dieses Heilverfahrens liegt hauptsächlich in seiner einfachen Art und Weise. Es besteht nämlich nur im Schlürfen oder Saugen des Öls in der Mundhöhle. Der weitere Heilvorgang wird dann vom menschlichen Organismus alleine vollzogen. Auf diese Weise ist es möglich, *Zellen, Gewebe und alle anderen menschlichen Organe gleichzeitig zu heilen*, weil die Vernichtung der gesunden Mikroflora und damit die Zerstörung des menschlichen Organismus verhindert wird. So aber ist sein Gleichgewicht angegriffen, was Krankheiten zur Folge hat, und in letzter Konsequenz beeinflußt es auch seine Lebensdauer. Der Mensch lebt praktisch um die Hälfte kürzer als möglich. Er könnte 140 bis 150 Jahre alt werden – so Dr. Karach.

Durch die Ölkur werden Kopfschmerzen, Bronchitis, Zahnschmerzen, Thrombosen, chronische Blutkrankheiten, Arthrose, Paralyse, Ekzeme, Magengeschwüre, Darmerkrankungen, Herz- und Nierenbeschwerden, Enzephalitis (Gehirnentzündung) und Frauenkrankheiten vollkommen ausgeheilt. Vorbeugend wird gleichzeitig das Entstehen lebensgefährlicher Auswüchse verhindert (wobei wohl Neubildungen, Tumore gemeint sind), und auch geheilt, wie z. B. auch chronische Blutkrankheiten, ferner Lähmungen, Nervenerkrankungen, Magenbeschwerden, Lungen- und Leberkrankheiten sowie die epidemisch auftretende Schlafkrankheit. So ist es nach Dr. Karach möglich, viele Krankheiten zu heilen, auch solche, die vielleicht durch das Einnehmen giftiger chemischer Arzneimittel verursacht wurden.

Nach Dr. Karach heilt seine Heilmethode den ganzen Organismus gleichzeitig, aber auch vorbeugend, was besonders bei Fällen lebensgefährlicher Auswüchse und bei

Infarktfällen von großer Wichtigkeit sein kann. Dr. Karach: »Mit der Ölkur habe ich meine chronische Blutkrankheit, an der ich 15 Jahre leiden mußte, ausgeheilt. Auch bei einer akuten Arthroseerkrankung mit notwendigem Bettaufenthalt wurde ich dadurch nach drei Tagen wieder gesund.«

Der Heilvorgang: Man kauft Sonnenblumenöl, (oder Erdnußöl oder Distelöl) im Reformhaus. *Morgens vor dem Frühstück wird 1 Eßlöffel* davon genommen, aber *nicht* hinuntergeschluckt. Das Öl wird ohne besondere Anstrengung und ohne Hast im Mund gesaugt, gespült, durch die Zähne gesogen und das bei geschlossenem Mund auf die Dauer von *15 bis 20 Minuten*. Es wird richtig gekaut, das Kinn bewegt und wie bei der Mayrkur viel Speichel *gezogen*, also Mundverdauung. Offenbar werden die Krankheitsgifte über die Mundschleimhaut aus dem Blut gezogen. Deshalb darf das Öl auf keinen Fall hinuntergeschluckt werden, denn es ist giftig geworden. Zuerst ist das Öl dickflüssig, aber dann wird es ganz dünnflüssig und weiß wie Wolle, wonach es ausgespuckt wird. (Ist die Flüssigkeit noch gelb, so wurde das Öl nicht lange genug und nicht gründlich genug gezogen). Nach dem Ausspucken muß die Mundhöhle gründlich und mehrere Male mit Wasser gespült und die Zähne mit der Zahnbürste gereinigt werden, ebenso das Waschbecken; denn in der ausgespuckten Flüssigkeit befinden sich *große Mengen von Bakterien, Krankheits-Erreger und andere schädliche Stoffe*. Wenn wir einen Tropfen dieser Flüssigkeit unter einem Mikroskop in seiner 600fachen Vergrößerung untersuchen würden, bekämen wie eine Art bewegliche Faser zu Gesicht. Das sind Mikroben in ihrem ersten Entwicklungsstadium. Es ist besonders wichtig zu betonen, daß sich während der Zeit des Ölziehens der Stoffwechsel unseres Organismus verstärkt abwickelt und so ein dauerhafter Gesundheitszustand erreicht werden kann. Eine der auffallendsten Wirkung dieses Vorgangs ist die *Festigung lockerer Zähne*, das Unterbinden von *Zahnfleischbluten* und sichtbares *Weißwerden der Zähne*.

Das Ölziehen wird am besten morgens vor dem Frühstück vorgenommen. Um den Heilprozeß zu beschleunigen, *kann der Vorgang auch dreimal am Tag wiederholt werden.* Immer jedoch *vor* dem Essen und mit *leerem* Magen. Der Organismus wird dadurch nicht geschädigt und der Ablauf des Heilverfahrens ist schneller und wirkungsvoller.

Wie lange? Der so beschriebene Heilvorgang muß so lange vorgenommen werden, bis sich im Organismus *die ursprüngliche Kraft*, die *Frische* und der *ruhige Schlaf* wieder eingestellt haben. Nach dem täglichen Erwachen darf *keine Müdigkeit* vorherrschen, man sollte sich *ausgeruht* fühlen und *keine Tränensäckchen unter den Augen* haben. Ein gesunder *Appetit*, ein guter *Schlaf* und ein *ungestörtes Erinnerungsvermögen* sollten sich eingestellt haben.

Anfängliche Verschlechterungen? Bei Patienten, die an mehreren Krankheiten zugleich leiden, ist es durchaus möglich, daß eine scheinbare Verschlechterung des allgemeinen Gesundheitszustandes eintritt. Es kann sogar dazu kommen, daß der eine entzündete Krankheitsherd im Laufe der Kur einen anderen Krankheitsherd beeinflußt, der erst später einmal eine andere schwere, vielleicht sogar tödliche Krankheit hervorgerufen hätte. Hören Sie bei vermeintlicher Verschlechterung nicht auf – rät Dr. Karach. Es gibt keinen ernsthaften Grund, den Heilungsprozeß zu unterbrechen, selbst dann nicht, wenn sich inzwischen erhöhte Temperatur (Heilfieber) eingestellt haben sollte. Gerade bei diesen Anzeichen müßte man dieses Verfahren ohne Unterbrechung fortsetzen. Sollte es aber aus irgendwelchen Gründen unterbrochen werden, so muß man sich darüber im klaren sein, daß die eigentliche Heilung nur während des Ölziehens vor sich gehen kann. Ich betone – so Dr. Karach – daß die Verschlechterung des Gesundheitszustandes ein Zeichen dafür ist, daß die Krankheit schwindet.

Wie oft?

Die Frage, wie oft man täglich die Ölkur vornehmen sollte, kann nur der im Heilprozeß befindliche Patient individuell beantworten: Je nachdem, wie er sich fühlt, ob er mehr oder weniger braucht.

Akute Erkrankungen werden außergewöhnlich schnell geheilt. Chronische Krankheiten brauchen gewöhnlich längere Zeit, manchmal bis zu einem Jahr. Da darf man also nicht aufgeben!

Sie sind sprachlos lieber Leser? Können es nicht glauben? Ich habe dieses Wissen von einem liebenswerten Apotheker aus Heilbronn erhalten. Er ist total begeistert davon und empfiehlt es vielen Menschen.

Meine Empfehlung: Was nicht wackelt, wehtut, keine Nebenwirkungen hat und billig ist, immer ausprobieren! Vielleicht schreiben Sie mir mal Ihre Erfahrungen?

Troma-Jon – Ein Gerät im Dienste der Menschheit

Zum Schluß meines Buches möchte ich noch auf ein Wassergerät aufmerksam machen, das auch sehr gute Dienste ohne Nebenwirkungen erbringt. Troma als Wasserpunktur ist z. Z. die stärkste natürliche Durchblutungshilfe, die in Verbindung mit der Hydro-Ionisation die optimale Möglichkeit darstellt, eine »Generalmobilmachung« unserer Abwehrkräfte zu erreichen.

Das Kernstück des Troma-Gerätes bildet eine Düsenkappe, bei der durch sieben Präzisions-Hochleistungs-Düsen das Wasser mit dem normalen Druck der Wasserleitung auf die Geschwindigkeit eines Wasserfalls von über 50 Meter Höhe beschleunigt und in ca. 10 000 Wassertropfen in der Sekunde geformt wird, die mit großer Wucht (regulierbar) senkrecht auf die Haut trommeln.

Die auf die sogenannten Rezeptoren-Punkte oder Nervenendigungen aufprallenden Wassertropfen von bestimmter Größe geben den feinen Blutgefäßen den Impuls, sich zu entkrampfen, was durch die sofortige Rötung der Haut sichtbar wird. Daher die Bezeichnung Wasser-Punktur. Durch diesen Doppelreiz (Stich- und Kältereiz) kann das bestmögliche Gefäßtraining erreicht werden. Durch das ständige luftdichte Weitergleiten des Körpertrichters auf der Haut werden tausende dieser Punkte in der Sekunde getroffen. Hierbei werden die feinen Gefäße unter der Haut nicht hin- und hergezerrt, wie z. B. bei einer Bürstenmassage. Jedem Organ ist von Natur aus ein bestimmter Bezirk der Hautoberfläche durch nervliche Verbindungswege zugeordnet. Die auf diese Hautbezirke aufgebrachte Reize werden reflektorisch auf die ihnen zugeordneten inneren Organe übertragen. Man nennt sie Reflexzonen. Hierbei ist zu bemerken, daß der lokale Kältereiz noch wichtiger als der Stichreiz ist. Schon Kneipp sagte: »Jeder dosierte Wärmeentzug wirkt Wunder.«

Werden die Reflexzonen einzeln oder nacheinander mit dem Troma-Gerät kurz (etwa 10 bis 20 Sek. je Zone) bearbeitet, so werden die entsprechenden inneren Organe ebenfalls stärker durchblutet und können bis ins höchste Alter gesund und leistungsfähig bleiben.

Das verbrauchte Wasser läuft ohne zu verspritzen durch den zweiten Schlauch wieder ab, so daß bei dieser »ansaugenden« Anwendung kein Kältegefühl aufkommen kann.

Für uns Krebspatienten ist dieses Gerät deswegen so wichtig, da es, wie ich schon anfangs schrieb, eine »Generalmobilmachung unserer Abwehrkräfte« einleitet. Außerdem bekommt man noch zusätzlich mehr Sauerstoff in den Körper gepumpt. Einige Krebspatienten mit einem Lymphstau fangen damit an, es direkt auf die Lymphknoten zu setzen und so von außen dem Körper mithelfen, diesen Stau zu beseitigen. Wie gesagt, das Gerät hat keine Nebenwirkungen aufzuweisen. Man sollte es einfach mal ausprobieren.

Wenn Sie noch mehr darüber wissen möchten, erhalten Sie Unterlagen darüber bei der Firma Natu-Vista, Dietmarstraße 86, W-7100 Heilbronn.

Ich habe Ihnen also wieder viele Informationen gegeben. Was Sie jetzt davon annehmen oder gebrauchen, liegt ganz in Ihrem Ermessen. Es ist wichtig, daß Sie, lieber Leser, selbst etwas tun. Sie dürfen nie die Verantwortung für sich aus der Hand geben. Bedenken Sie allezeit: Sie haben sich ganz ohne Arzt und Klinik krank gemacht – deswegen müßten auch Sie sich wieder gesund machen können!

Kein Arzt der Welt kann Ihnen Ihr Leben verlängern, wenn Gott es nicht will. Wäre es anders, würde kein Arzt und kein Reicher mehr bei uns sterben.

Anhang: Auch ich habe Krebs! – Und dann?

Auf Vorträgen und Seminaren sowie an meinem Sorgentelefon werde ich immer wieder gefragt: »Das war doch alles 1983 und sicherlich eine große Ausnahme. Jetzt ist doch in Sachen Krebs alles ganz anders.«

Aber dem ist nicht so.

Ich habe viele Hunderte Briefe daheim. Sie füllen vier dicke Aktenordner. Eine Patientin hat mir ganz ausführlich geschrieben. Ich möchte diese Geschichte bringen, damit Sie sehen, daß ich kein Einzelfall bin, im Gegenteil, es noch viel schlimmeres gibt.

Lassen wir also die Patientin selber berichten:

»Liebe Frau Friebel!

Nachdem ich einige Bücher von Ihnen gelesen und auch mit Ihnen telefonisch gesprochen habe, möchte ich Ihnen meine Erlebnisse mit den Ärzten und der Klinik in M. aufschreiben.

Zu meiner Person: Ich bin das 5. von 11 Kindern. 1938 geboren. Wir wurden sehr autoritär und kirchenorientiert erzogen. Widerspruch und eine eigene Meinung gab es nicht. Lesen durften wir nur, soweit es die Schule betraf; ansonsten mußten wir der Mutter helfen, die ja so viel

Arbeit mit uns hatte. Ein Mädchen muß nur den Haushalt erlernen. Wenn wir aufmuckten, hieß es: »Gott straft euch, wenn ihr nicht gehorcht.« Mein Vater glaubte, alles oben bei Gott verantworten zu müssen. Ich habe viel dagegen angekämpft und bin mit 18 Jahren aus dem Haus. Ein Jahr war ich bei den Nonnen. Dann ein Jahr bei einer Familie mit zwei Kindern und vier Jahre in einem riesigen Haus, bis ich meinen Mann kennenlernte. Zwölf Stunden ohne Pause jeden Tag arbeiten war einfach selbstverständlich. Ich kannte ja nichts anderes. Das im groben zu meiner Person!

Nun zu meiner Geschichte.

1980 im August habe ich im Urlaub eine tiefe seelische Krise erlebt. Hinsichtlich Kirche, Priester und Frauen. Es war eine schmerzhafte Erkenntnis und ich wurde nicht damit fertig.

Im Januar 1981 fühlte ich mich gesundheitlich und psychisch nicht gut. Im Februar suchte ich meinen Hausarzt Dr. L. auf. Er fragte mich, ob ich auch nervös sei. Ich sagte ihm, ich hätte eine innere Unruhe und auch Ängste, die ich nicht erklären könne. Er sagte mir dann, ich solle mich mal zusammenreißen! Und das war es dann. Ich mochte danach keinen Arzt mehr aufsuchen. Eine Bekannte, die mich im April besuchte und mit der ich darüber sprach, empfahl mir, den Internisten Dr. H. aufzusuchen. Mittlerweile waren auch noch Beschwerden im Bauchraum und bei der Verdauung aufgetreten. Dr. H. stellte eine Geschwulst im linken Bauchbereich fest und im Blut einen starken Calziummangel. Er überwies mich in die Uni-Frauenklinik in M. Dort hatte man mir 1977 schon die Gebärmutter herausgenommen. Damals war ich 39 Jahre alt gewesen. Der Arzt sagte zu mir: »Sie haben eine starke Senkung, möchten Sie noch Kinder haben?« Ich verneinte. Da meinte er: »Dann brauchen Sie auch keine Gebärmutter mehr und wenn wir sie herausnehmen, haben Sie den besten Schutz vor Gebärmutterhalskrebs.« Ich habe dem Arzt das geglaubt, naiv wie ich war.

In der Klinik konnte der Arzt bei der Ultraschalluntersuchung nichts feststellen, nur fühlen konnte er die Geschwulst. Der Oberarzt wurde hinzugezogen. Auch er fühlte die Geschwulst und meinte, sie wäre so groß wie eine Apfelsine.

Am 2. 6. 1981 wurden alle Untersuchungen und Vorbereitungen auf die Operation gemacht. Große Angst hatte ich nicht und auch an Krebs habe ich nicht gedacht. Ich dachte, gut, du hast eine Geschwulst und die wird herausgenommen, dann ist alles wieder in Ordnung. Mit Gottes Hilfe wirst du es gut schaffen.

In unserer Familie hatte es noch nie Krebs gegeben. Es wurde auch nie darüber gesprochen. Doch wissen wollte ich schon, wie so eine Geschwulst entsteht und fragte den Stationsarzt Dr. v. U. danach. Der Oberarzt war kaum zu sprechen. Dr. v. U. wollte oder konnte mir nichts Richtiges sagen. So habe ich ihn gefragt, ob es von der Ernährung kommen könne oder von seelischer Belastung, die ja noch immer tief in mir saß. Ich hatte schon einiges darüber gelesen. Doch Dr. v. U. sagte ganz ärgerlich, das wäre Unsinn, es wären ganz einfach Hormonstörungen. Ich traute mich nicht weiter zu fragen, weil ich mir sehr dumm vorkam und auch Angst vor einer Abfuhr hatte.

Nach Ausfüllen der Fragebögen und Aufklärungen über die Operationsrisiken durch den Narkosearzt und Dr. v. U. im Beisein einer Schwester als Zeugin mußte ich dann die Erklärung unterschreiben. Am 2. 6. 1981 wurde ich dann operiert. Nach anfänglichen Kreislaufschwierigkeiten kam ich am nächsten Morgen von der Intensivstation wieder auf die alte Station.

Bei der Visite sagte Dr. H., der Oberarzt, mir dann, der Tumor wäre so groß wie eine Orange gewesen und ganz grün und gelb. Sie hätten gedacht, er wäre voller Eiter gewesen und hätten aus Sorge, daß er im Bauchraum platzen könnte, alle Studenten aus dem Operationssaal herausgeschickt. Da war ich doch sehr überrascht, denn ich hatte bis dahin nicht gewußt, daß auch Studenten bei den Operationen dabei sind. Ein zweiter Arzt, der dabei war und sich später als Dr. G. vorstellte, widersprach ganz energisch, so könnte man es nicht sagen und beide hatten eine Auseinandersetzung an meinem Bett. Ich begriff überhaupt nicht, warum es ging. Dann sagte mir Dr. H., daß ich Antibiotika zusätzlich bekäme und das wäre die kleine Flasche neben dem Tropf. Er hoffe, der Tumor wäre gutartig, doch das würde Dr. G. mitteilen, da er jetzt Urlaub machen würde. Dr. G. war also der neue Oberarzt.

Die ersten Tage nach der Operation ging es mir nicht gut. Ich bekam viele Schmerzmittel. Am meisten haßte ich die Spritzen gegen Thrombose, die morgens und abends gegeben wurden, trotz der Gummistrümpfe. Der Oberschenkel hatte harte Stellen, doch über zehn Tage mußten die Spritzen hingenommen werden, auch gegen meinen Protest. Am Pfingstwochenende wäre ich bald ausgetrocknet, wie es der diensthabende Arzt nannte. Ich hatte keine Verdauung und einen aufgeblähten Bauch. Die Schwester, der ich es sagte, meinte, da müßte sie ein Darmrohr einsetzen. Der Arzt bei der Visite, er war mir noch unbekannt, sagte kein Wort zu mir. Er machte einen eigenartigen Eindruck auf mich. Sein Gesicht war blaurot. Er hat sich nur die Wunde angeschaut und ist gegangen. Da die Schwester sehr belastet war und immer hin und herrennen mußte, wagte ich auch nicht mehr zu fragen, um etwas zu bekommen. Doch in der Nacht und am Morgen ging es mir sehr schlecht. Bei der Visite kam ein anderer Arzt, Dr. B. Er fragte sofort, wann ich zuletzt getrunken hätte und wann ich Verdauung gehabt hätte. Er ordnete gleich einen Tropf an und die Stationsschwester fragte, ob ich kein Abführmittel bekommen hätte. Als ich verneinte, gab sie mir drei Eßlöffel voll einer weißen Flüssigkeit. Am Nachmittag konnte ich dann nur noch zur Toilette rennen mit dem Tropf in der Hand. Es lief wie Wasser. Es dauerte fast bis in die Nacht, dann wurde es besser, doch ich war wie ausgelaugt. Am nächsten Tag ließ ich mir Leinsamen von meinem Mann bringen, den ich auch zu Hause einnahm und ab da ging alles besser. Durch viel Bewegung und Treppensteigen habe ich mich dann schnell erholt. Später habe ich erfahren, daß es Kautabletten gegen Blähungen gibt.

Zehn Tage nach der Operation sagte mir Dr. G., der Tumor wäre gutartig gewesen. Am 19. 6. konnte ich nach Hause und war dankbar, alles gut überstanden zu haben. Auch meine Familie war froh, daß ich wieder zu Hause war. Mir ging es jeden Tag besser. Doch dann kam der große Hammer. Am 27. 6. 1981, einem Samstagmorgen, kam ein Brief von der Klinik per Post. Man schrieb mir, ich sollte mich dringend in der Klinik am Montag vorstellen, zur Nachuntersuchung. Ich konnte mir nicht erklären warum, und sagte sofort zu meinem Mann, ich lasse nichts machen. Dabei dachte ich an Bestrahlung oder dergleichen. Das Wochenende war eine einzige Belastung, da ich im ungewissen war. Ich konnte ja auch keinen Arzt anrufen und fragen.

Am 29. 6. 1981 rief ich morgens früh meinen Internisten Dr. H. an. Doch er war angeblich bei einer Untersuchung, also nicht zu sprechen. Ich machte es sehr dringlich. Für mich war es das auch und da kam er ans Telefon. Ich erzählte ihm den Inhalt des Briefes und meine Ängste. Er sagte ich solle erst mal hingehen und hören, was sie mir zu sagen hätten. Ich sagte dann zu meinem Mann, eigentlich kann es gar nichts Schlimmes sein, es war ja alles gutartig und ich fühle mich gut. Also laß uns mal hingehen.

In der Klinik erwartete uns schon Dr. v. U., der Stationsarzt. Er ging mit uns in die Poliabteilung zu Oberarzt Dr. G.

Dr. v. U. sagte dann zu uns, im Pathologischen Institut hätte man bei genauer Untersuchung doch Krebs in dem Tumor festgestellt und ich müßte nochmals operiert werden, da sich am rechten Eierstock ganz schnell auch ein Tumor bilden könnte. Ich würde es nicht merken. »Beim ersten Tumor habe ich es doch auch gemerkt«, sagte ich.

Das wäre nicht immer so, meistens merkt man es nicht, sagte Dr. v. U. »Dann bin ich ja mit 43 Jahren sofort in den Wechseljahren, und dann?« fragte ich. Er sagte: »Das ist nicht so schlimm, dann bekommen Sie Hormone.« Da sagte ich, die sollen doch gar nicht gut sein.

»Dann ist Aspirin auch nicht gut«, erwiderte er mir. Ich fragte immer verzweifelter, »würden Sie das bei Ihrer Frau auch machen?«

»Selbstverständlich, aber sicher«, bemerkte Dr. v. U. ganz ruhig.

Meine Gedanken kreisten im Kopf und ich wußte nicht, wie ich mich entscheiden sollte. Ich glaube, ich stand richtig unter Schock. Mit so einer Nachricht hatte ich nicht gerechnet.

Da sagte Dr. v. U. in mein Gedankengewirr: »Wenn Sie es nicht machen lassen, kann es für Sie zu spät sein.« Ich sah ganz verzweifelt von einem Arzt auf den anderen und da ging mir auf, daß Dr. G., der Oberarzt, noch kein Wort gesagt hatte. Ich fragte ihn: »Was sagen Sie denn dazu?« Er antwortete: »Sie brauchen sich nicht sofort operieren zu lassen. Sie können es auch erst in sechs Wochen machen lassen.« Hätte ich da nur begriffen! Doch in meiner Panik hörte ich mich sagen: »Sechs Wochen mit dem Gedanken herumlaufen, nochmals operiert zu werden, nein danke, dann lieber sofort.« Ich hatte ja keine Ahnung, wie einige Ärzte Patienten zu Operationen überreden oder veranlassen. Ich wußte auch nicht, daß die Uni in M. Forschungsklinik war und habe den Ärzten voll vertraut, daß sie nur zum Wohle und zur Gesundung des Menschen handeln würden. Heute weiß ich, daß sie für ihre Examenskandidaten viele Operationen brauchen. Auch heute, im Jahre 1991, ist es noch so und besonders viele ältere Menschen sind die Opfer.

Ich weiß es aus eigener Erfahrung. Nie würde ich wieder zu einer Uniklinik gehen.

Dr. v. U. machte sofort einen Termin für den nächsten Morgen fest. Am 30. 6. 1981 ging ich dann wieder in die Klinik und wurde am 2. 7. wieder operiert. Alles war viel schlimmer als bei der ersten Operation. Ich hatte viel mehr Schmerzen, in den Gelenken, der Schulter und auch im Bauch. Sie hatten mir auch die Bauchnetzhaut wegoperiert, was sie mir vorher nicht gesagt hatten. Dafür hatten sie mir einen großen senkrechten Schnitt gemacht. Bei der Voruntersuchung hatten sie mir versprochen, die alte Naht aufzumachen. Mir sagte man dann später, das wäre nicht gegangen und wer operiert hätte, dürften sie mir angeblich auch nicht sagen, als ich danach fragte.

Mein Blutdruck war ziemlich tief unten. Meistens 80, 90 zu 60. »Das gibt sich wieder, wenn Sie viel laufen«, sagte man mir. Die Erfahrung hatte ich schon selbst beim ersten Mal gemacht, und habe es so früh es ging auch praktiziert. Doch immer half es nicht. Die Nachtschwester hat mir öfters einen Kaffee gemacht, wenn sich mein Bett drehte. Sie war sehr hilfsbereit, während die Ärzte bei der Visite sehr kurz angebunden waren. Die Wunde heilte gut und das war in Ordnung, alles andere interessierte sie nicht. Dr. G. war eine Woche nicht in der Klinik. Er wäre in Tübingen. Dort hatte er vorher gearbeitet und er mußte seinen Umzug organisieren. Als er zurückkam und gleich am Abend seine Patienten besuchte, fragten wir ihn, uns wäre aufgefallen, daß so viel operiert würde, von morgens 8.00 Uhr bis 14.00 Uhr außer Samstag und Sonntag. Ob es so viele Krebspatienten gäbe? Da sagte er: »Ihr müßt mal oben auf den Boden gehen, was da alles in Gläsern steht, das brauchen sie alles zur Forschung.« Dann sagte er noch: »Ihr müßt euch hier viel mehr wehren, sonst machen sie mit euch was sie wollen.«

Leider haben wir da noch nicht begriffen, was er uns damit sagen wollte.

Am 12. 7. 1981 sprach mich Dr. v. U. auf dem Flur an und teilte mir mit, ich müßte noch eine Radiumgoldspritze haben, dazu käme ich zehn Tage in Quarantäne. Ich fragte ihn: »Warum?« Da sagte er: »Damit alle Krebszellen vernichtet werden.«

»Wieso Krebszellen, die waren doch nur in dem Tumor und der ist doch herausoperiert?« hakte ich nach.

Da meinte er, das wüßte man nie und sie wollten ganz sicher gehen. Zur Zeit wäre ein Professor aus USA da, der wäre Experte auf diesem Gebiet. Sie hätten mit ihm beraten; auch er hätte gesagt, daß es sehr wichtig wäre und ich könnte froh darüber sein. Das Radiumgold müßte extra dazu aus Amerika bestellt werden und müßte bis sechs Wochen nach der Operation gespritzt werden. Ich war mißtrauisch und sagte, daß ich erst mit meiner Familie in den Urlaub möchte. Ich wollte mich noch nicht entscheiden. Am Abend fragte ich Dr. G. danach, ob er mir sagen könne, wie das Radiumgold wirke und was mir passieren könne. Er nahm mich mit ins Untersuchungszimmer und zeigte mir das Schreiben vom Pathologischen Institut. Dort stand, daß sie bei genauer Untersuchung eine 0,5 mm große Krebszelle in dem Tumor gefunden hätten. Das sei das 1. Stadium sagte mir Dr. G., und mit dem Tumor sei alles bei der Operation entfernt worden. Was er mir wirklich damit sagen wollte, habe ich erst viele Monate später begriffen, denn ich fragte ihn noch, ob er eine Behandlung mit Radiumgold kennen würde. Er sagte nein, doch er wolle sich bei seinem früheren Chef in Tübingen erkundigen. Dann bat ich ihn, ob ich nicht bald nach Hause könnte, ich könnte mich doch auch zu Hause erholen. Am 15. 7. wurde ich entlassen.

Dr. v. U., der auch dabei war, wollte unbedingt einen Termin für den 18. 8. 1981 zur Aufnahme machen. Ich sagte ihm, ich sage nicht ja, und komme nur zur Nachuntersuchung. Am 18. 8. hatte ich um 9 Uhr einen Termin. Doch die Schwester sagte zu mir: »Sie haben einen Aufnahmetermin um 13 Uhr.« »Das kann nicht sein«, entgegnete ich.

Doch sie bestand darauf. So ging ich mit meinem Mann um 13 Uhr wieder hin. Da sagte man mir in der Aufnahme, es läge nichts vor. Mein Mann sagte sofort: »Komm, wir gehen nach Hause.« Doch da kam Dr. v. U. und nahm uns mit ins Untersuchungszimmer. Er sagte zu meinem Mann. »Die Leute erschrecken sofort, wenn sie Radiumgold hören.« Mein Mann bemerkte, so harmlos werde es ja wohl nicht sein?! Worauf Dr. v. U. erwiderte: »Die Quarantäne ist nur der Leute wegen. Sie dürfen Ihre Frau natürlich besuchen, wir Ärzte gehen ja hinein. Machen Sie sich also keine Sorgen.« Dann ging er mit uns zu einer jungen Ärztin, die die Aufnahme machen sollte. Ich fragte sie, als Dr. v. U. weg war: »Haben Sie schon Patienten gesehen, die so etwas mitgemacht haben?« Sie zuckte nur mit den Schultern. Da fragte ich sie: »Würden Sie das auch bei sich selber machen lassen, wenn es notwendig wäre?« Sie zuckte wieder mit den Schultern. Da sagte ich zu ihr: »Ich habe nicht ja gesagt. Ich möchte sofort Dr. G. sprechen.« Sie ließ ihn über Funk kommen und ich fragte ihn: »Ist es notwendig oder nicht?« Da antwortete er mir: »Ich darf nicht nein sagen, sonst können Sie mich belangen, wenn etwas eintritt, auch noch nach zehn Jahren.« »Was sagt denn Ihr früherer Chef?« Darauf er wörtlich: »Mein Chef kennt diese Behandlung auch nicht, doch die Unikliniken in G. und M. betreiben Forschung in dieser Richtung. Das Beste ist, Sie gehen erst einmal nach Hause und schlafen eine Nacht darüber. Morgen rufen Sie mich dann an.« Auf dem Heimweg mit meinem Mann, als der große seelische Druck nachließ, fiel es mir wie Schuppen von den Augen und ich wußte ganz klar, daß Dr. G. mich vor dieser Behandlung bewahren wollte. Am nächsten Morgen rief ich ihn an und sagte: »Ich lasse es nicht machen.« Er erwiderte: »Ist in Ordnung, ich trage es selber in die Papiere ein.«

Noch nach einem viertel Jahr bei der Nachuntersuchung fragte mich ein anderer Arzt, warum ich die Behandlung nicht machen ließ. Ich sagte ihm: »Ich habe nein gesagt und die sechs Wochen sind lange um.« »Wieso sechs Wochen?« staunte er, »das kann man immer machen!« Dr. G. ist nach knapp drei Jahren entlassen worden mit undurchsichtigen Anschuldigungen. Er hatte einen Fünfjahresvertrag. Eine Schwester in der Tumornachuntersuchung sagte mir: »Dr. G. war ein sehr tüchtiger und auf Menschen eingehender Arzt.« Dies konnte ich ihr von Herzen bestätigen. Sicher hat er noch mehr Patienten helfen und aufklären wollen, und das zum großen Ärger der Forschungsärzte.

Ich selbst habe noch mit zwei Internisten große Enttäuschungen und Fehldiagnosen erlebt. Nach meinen Operationen bekam ich im Dezember des Jahres eine Blasenentzündung. Doch Dr. H. konnte keine Bakterien im Urin feststellen, wie er mir sagte. Das wäre sicher noch von der Operation her. Als es schlimmer wurde, bin ich zur Klinik dort und man sagte mir: »Vielleicht könnte es davon sein. Doch es kann auch der Rücken sein.« Ich wußte, es war die Blase und bin wieder zu Dr. H. Doch wieder soll nichts im Urin gewesen sein. Mittlerweile wollte er unbedingt eine Darmuntersuchung bei mir machen. Das müßte unbedingt sein, meinte er. Es wurde Januar und meine Beschwerden wurden schlimmer. In der Klinik war man der Ansicht, mein Kreislauf müsse behandelt werden, doch Dr. H. war nicht dieser Meinung. Anfang Januar ging es mir so schlecht, daß ich nur geweint habe und nicht wußte warum. Da bin ich an einem Morgen ohne Termin in die Klinik und habe dem Arzt gesagt: »Wenn es nicht die Blase ist, und Dr. H. sagt, auch nicht der Kreislauf, dann kann es nur an den Hormonen liegen. Ich habe Dr. H. schon danach gefragt und er hat gesagt, damit müßte ich zur Klinik.«

Da bekam ich zu hören: »Hormone nein, vor Ablauf von zwei Jahren dürfen Sie keine bekommen.« Ich war sprachlos. Hatte mir doch Dr. v. U. gesagt, dann bekommen Sie Hormone. Und nun, nein. Dann bin ich zum Orthopäden Dr. B. gegangen, habe meine Bandscheibe röntgen lassen, wegen der Unterleibsschmerzen. Er stellte nur eine leichte

Verkrümmung der Wirbelsäule fest, doch mit den Schmerzen hätte das nichts zu tun. Aber etwas anderes stellte er fest. Er sagte mir: »Sie haben ja Metall im Bauch. Wissen Sie das eigentlich?« Verblüfft antwortete ich: »Nein. Wo soll das denn sein?« Er zeigte mir zwei Stellen auf der linken Seite im Darmbereich. Dort waren zwei Metallklammern angebracht. Ich sagte ihm, ich hätte dort einen Tumor gehabt. »Aha«, sagte er, und das war's. Ich habe aber auch nicht gefragt, ob es mir schaden könne, und in der Klinik hat mir niemand etwas gesagt. Ich ging wieder zu Dr. H., der mir in der Zwischenzeit die Imapspritze verschrieben hatte, damit ich mich wieder besser fühlte, wie er sagte. Als ich ihn fragte, was das für eine Spritze wäre, sagte er mir, die wäre zum Aufbauen und er gäbe sie vielen Frauen, die mit Wechseljahrbeschwerden zu tun hätten und sie fühlten sich gut damit. So war es auch bei mir. Ich wurde ausgeglichener und ruhiger. Dazu bekam ich noch starke Mittel vom Urologen für die Niere und Blase. Ein viertel Jahr nach dieser Spritzenkur fing alles wieder von vorne an. Da ich in der Klinik wieder regelrecht um Hormone gebettelt hatte, sagten sie mir, ich sollte mir lieber die Spritzen geben lassen und Dr. H. sollte etwas für meinen Kreislauf tun, dann würde es gehen. Also die gleiche Tortur noch einmal. Zwischendurch machte Dr. H. immer eine Darmuntersuchung. Es tat höllisch weh und immer wurde mir auch ein Kontrastmittel eingeführt. Im September klagte ich in der Klinik, daß die Vagina sehr eng nach der zweiten Operation geworden wäre. Erst glaubte mir der junge Arzt nicht, doch der zweite Arzt, den er dann holte, meinte, bei der Operation müßten die Schleimhäute zu eng genäht worden sein. Warum, wisse er nicht. Doch ich hatte schlimme Schmerzen, wenn ich mit meinem Mann zusammen war.

Am Rosenmontag hatte ich 40 Grad Fieber und meine Niere schmerzte höllisch. Dr. I., ein Urologe, stellte eine Nierenentzündung fest und nach der Blasenspiegelung eine alte verschleppte Blasenentzündung. Also doch die Blase!

Wegen der Vagina wurde ich noch einmal operiert. Nach drei Tagen konnte ich wieder nach Hause und Dr. H. sollte mir die Fäden ziehen. Doch er lehnte ab, da er ja nicht operiert hätte. So mußte ich am nächsten Tag wieder in die Klinik.

Im Jan. 1983 hatte ich wieder ein Tief und suchte Dr. H. auf. Er verschrieb mir wieder eine Spritzenkur. Die dritte! Ich mußte mir nach der dritten Spritze eine Packung aus der Apotheke holen und habe mir draußen den Beipackzettel durchgelesen. Da las ich, daß es ein psychisch wirkendes Mittel war. Nach der ersten Spritzenkur lagen fünf Monate Pause dazwischen und jetzt keine drei Monate, das machte mich stutzig, und ich habe mir ab da keine mehr geben lassen, aus Angst, ich würde abhängig davon. Erst habe ich Dr. H. danach gefragt, ob man wirklich nicht davon abhängig wird. Er wurde ärgerlich und sagte: »Ich gebe sie so vielen Frauen und die sind alle zufrieden damit.« Trotzdem wollte ich sie nicht mehr. In der Kur erfuhr ich dann von der Leiterin, daß man von diesen Imapspritzen sehr wohl abhängig wird.

Bei einer Ultraschalluntersuchung stellte Dr. H. eine Zyste an der rechten Niere fest. Ich sollte ein Vierteljahr warten und dann sah er wieder nach. Sie war nicht mehr zu sehen. Wieder ein Vierteljahr voller Ängste umsonst durchgelebt.

Dann erhielt ich zum ersten Mal Hormone und habe sie gar nicht gut vertragen. Eines Morgens wachte ich mit starken Krämpfen im Oberbauch auf. Ich gehe in die Praxis und erhalte Mittel gegen eine Darmgrippe, habe aber gar keinen Durchfall. Ich denke an Darmverschluß. Er wird unwirsch und meint: »Ich als Arzt muß es doch wohl besser wissen.« Die Nacht wird grausam. Mit meiner Schwester fahre ich dann in ein anderes Krankenhaus. Ergebnis: Dünndarm oberhalb des Nabels durch Verwachsungen geknickt. Die Nahrung würde sich davor stauen. Durch das Abführmittel wäre alles viel schlimmer geworden. Zum Glück habe ich es nicht genommen. Wieder eine Operation. In der Klinik erhalte ich nur immer wieder Zäpfchen, also Schmerzmittel, wenn ich über Schmerzen klage. Ich will ohne Diagnose keine Schmerzmittel mehr nehmen. Der Arzt schreit mich an und sagt: »Gehen Sie doch zum Psychiater. Da kostet die Stunde 80,– DM, dann wissen Sie, was Sie haben.« Später stellte sich heraus, ein Wirbelknorpel ist herausgesprungen und drückte auf einem Nerv. Mir wurde er von einer Frau wieder eingerenkt. Ich habe auch auf ihre Anweisungen Kohlblatt-Auflagen und Olivenöleinreibungen gemacht und habe seither keine Beschwerden mehr mit meinem Rücken.

Bei einer Selbsterfahrungsgruppe treffe ich auf einen Arzt. Ich äußere die Vermutung, ob ich nicht vielleicht umsonst operiert worden sei. Er rät mir, ich solle mir einen guten Hausarzt suchen, und wenn ich auch weit fahren müsse. Ich fand dann auch eine gute Ärztin in C. Sie behandelt die Menschen mit Naturheilkunde und bei ihr gehören Leib und Seele zusammen.

Nachdem sie meine Unterlagen aus der Klinik eingesehen hatte, bestätigte sie meinen Verdacht, daß die Operationen nach der Tumorentfernung nicht hätten sein müssen.

Heute bin ich den Ärzten gegenüber sehr mißtrauisch geworden. Heute denke ich selber und lasse nicht mehr von den Ärzten denken. Auch was Medikamente angeht, bin ich ganz kritisch geworden.

Liebe Frau Friebel, dies ist ein großer Teil von meinen Erfahrungen mit den Ärzten in der Uni-Klinik und zwei Internisten. Sicher habe ich nicht alles fehlerfrei geschrieben. Vieles mußte ich seelisch noch einmal durchmachen, doch ich habe auch ganz neue Erkenntnisse dabei bekommen. Es ist so, wie Sie mir am Telefon gesagt haben. »Danach ist man über dem Berg.« Es bedrückt mich nun nicht mehr, und es wird mir immer leichter. Doch vergessen werde ich diese Lehre nicht, schon um nicht wieder in die Gefahr zu laufen, alles mit mir machen zu lassen. Dabei helfen mir auch Ihre Bücher. Ich lese sie immer wieder nach.«

Dr. Hoffmann und ich haben diese Patientin auf einem Wochenendseminar kennengelernt. Sie hat ihre Ernährung vollkommen umgestellt und nimmt auch weiterhin die Mittel der Naturärztin. Es geht ihr jetzt ausgezeichnet.

Wie ich schon am Anfang geschrieben habe, könnte ich mit Hunderten solcher Berichte aufwarten. Die Unterlagen über den geschilderten Fall liegen mir vor. Warum ich das alles im Nachtrag zu meinem eigenen Erlebnisbericht bringe? Um Sie liebe/r Leser/in zu mahnen: Seien Sie nicht zu gutgläubig und unkritisch! Wenn es um Ihren Körper geht, um Ihr Leben, holen Sie mehrere Gutachten ein, bevor Sie sich verstümmeln lassen. Meiden Sie Ärzte, die die Wichtigkeit einer gesunden Ernährung nicht begreifen. Wir essen um zu leben, und leben nicht um zu essen! Ein paar Milligramm Medizin sollen helfen, und viele Pfunde richtiger Ernährung nicht? Durch eine Operation mögen Folgen einer Krankheit beseitigt werden, nicht aber deren Ursachen, wenn Sie ein gesundes Leben führen wollen, setzen Sie bei der richtigen Ernährung an, um Krankheiten, und dazu zählt auch Krebs, nach Möglichkeit auszuschließen.

Literaturnachweis

Bilz, »Das neue Naturheilverfahren« (Nicht mehr erhältlich)

Köhnlechner, »Handbuch der Naturheilkunde« I. u. II. Band, Kindler-Verlag, München

Gerhard Leibold, »Bio-Medizin«, Falken-Verlag, Niedernhausen

Grete Flach, »Aus meinem Rezept-Schatzkästlein«, Hermann-Bauer-Verlag, Freiburg im Breisgau

Grete Flach »Gesundheits- und Lebensbrevier«, Hermann-Bauer-Verlag, Freiburg im Breisgau

Hackethal, »Dr. Sprechstunde«; »Nachoperation«; »Keine Angst vor Krebs«, alle Heyne-Verlag, München

Löffler, »Naturheilkunde von A bis Z«, Moewig-Verlag, München
Sebastian Kneipp, »Meine Wasserkur« (Urfassung von 1888), Englisch-Verlag, Wiesbaden
Mességué, »Heilkräuterlexikon«, Moewig-Verlag, München
Reger, »Hildegard Medizin«, Goldmann-Verlag, München
Langbein, Martin, Sichrovsky, Weiss, »Bittere Pillen«, Kiepenheuer & Witsch-Verlag, Köln
Dr. Murphy, »Die Macht Ihres Unterbewußtseins«, Ariston-Verlag, Genf
Maria Treben, »Gesundheit aus der Apotheke Gottes«; »Heilerfolge«, beide Ennsthaler Verlag, Steyr, Österreich
Cousins, »Der Arzt in uns selbst«, RoRoRo-Verlag, Reinbeck bei Hamburg

---

Ich habe Krebs – und lebe noch immer

Gisela Friebel

6. Auflage

Trotz steigender Ausgaben im Gesundheitswesen sterben heute immer mehr Menschen an Krebs. Allein 1987 waren ein Viertel aller Sterbefälle auf eine Krebserkrankung zurückzuführen. Durch falsche Diagnosen und Therapien, die keine sind, werden nicht nur Krebspatienten gefährdet.

Gisela Friebel hatte Krebs, wurde operiert und chemotherapeutisch behandelt. Sie brach die Behandlung ab und begann sich mit Mitteln der Naturheilkunde selbst zu helfen. Im vorliegenden Buch gibt sie viele praktische Ratschläge und beschreibt, warum die einzelnen Mittel wirken.

»Ich habe Krebs – und lebe noch immer« ist nicht nur für Krebspatienten ein wichtiger Ratgeber.

ISBN 3-929960-02-8 DM 12,–

Gesundheit fast zum Nulltarif

5. Auflage

Gisela Friebel

Können verschiedene Krankheiten wie Diabetes, Rheuma, Schuppenflechte, Migräne und viele andere mehr durch dasselbe Nahrungsmittel gebessert oder geheilt werden?

Was unserem nüchternen Menschenverstand unmöglich erscheint, ist für viele bereits Realität geworden. Durch besondere Aufbereitungsformen von Getreide aus biologischem Anbau (Gärprozeß auf Milchsäurebasis), die eine weitreichende Aufnahme vieler wichtiger Inhaltsstoffe (Vitamine, Spurenelemente, Enzyme) gewährleisten, lassen sich Stoffwechselprozesse gründlich beeinflussen. Dies kann unter Vermeidung grober Ernährungsfehler zu einer so weitreichenden Normalisierung des Stoffwechsels führen, daß obengenannte Krankheitsbilder in vielen Fällen erheblich gebessert oder geheilt werden können.

Erfahrungsberichte Betroffener geben Hoffnung und Mut!

ISBN 3-929960-06-0 DM 12,80

Wer ist Gesundheitskiller Nr. 1

Gisela Friebel/Erika Wellmann

2. Auflage

Das revolutionäre Buch der Ernährung. Ein Leitfaden zur Bewältigung aller Ihrer gesundheitlichen Probleme. Ernährung als Basistherapie gesundheitlicher Störungen.

Unvorstellbar, daß es nicht Dutzender Diäten für alle möglichen Krankheiten bedarf, sondern daß es eine Ernährungsform gibt, die sich bei den meisten Krankheiten als heilsam erweist, egal ob Sie an Depressionen oder Rheuma leiden, Herzprobleme oder Durchblutungsstörungen haben. Die Autoren gehen auf kritische Distanz zu Ernährungsweisen, die sich als vollwertig bezeichnen, aber häufig genug nicht zu wirklicher Gesundheit führen.

Das Buch enthält eine umfangreiche Rezeptauswahl für die Zubereitung einer säurefreien Kost.

ISBN 3-929960-04-4 DM 30,–

Seminar-Originalvortrag
vom 15. Mai 1993 in 74182 Willsbach

Heilen ist einfach

Referentin: Gisela Friebel

Themen der Veranstaltung:

* Krebs – Osteoporose – Cholesterin – Immunsystem
* Warum ist Cholesterin nicht, aber zuviel Eiweiß schädlich?
* Wieviel Kalzium braucht der Mensch?
* Braucht jede Frau Hormone?
* Welche Vitamine reduzieren Krebs um 40 %?
* Wie entsteht ein Knoten?
* Benötigt der menschliche Organismus überhaupt Milchprodukte?
* Wie senkt man Bluthochdruck?
* Ist Rheuma, Arthritis, Gicht durch richtige Ernährung heilbar?
* Heilt richtige Ernährung psychische Erkrankungen?

4 MC mit 6 Stunden Gesamtlaufzeit
Aufzeichnung des Gesamtvortrages

ISBN 3-929960-01-X DM 85,–

Nahrung für deine Seele

Gisela Friebel/Dr. med. Klaus Hoffmann — 4. Auflage

»Nahrung für deine Seele« ist in erster Linie eine Hilfestellung für verzweifelte Angehörige psychisch Erkrankter. Aber auch Therapeuten, die auf dem Weg sind, wirklich helfen zu wollen, können damit arbeiten. Die Autoren verweisen auf vollkommen neue Wege, die auch jeder Laie gefahrlos gehen kann. Das Buch ist ein Wegweiser für die richtigen Nährstoffe und Verfahren, wie man psychisch Kranken helfen kann. Da es sich hier um ein so brisantes Thema handelt, kommen auf weiten Strecken Fachexperten zu Wort. Es wird über die Nebenwirkungen von Medikamenten sowie Elektroschocks aufgeklärt. Auch werden ganz konkrete Hinweise gegeben, wo man Hilfe bekommen kann.

ISBN 3-929960-03-06 DM 14,80

Aus Ängsten und Zwängen ins Leben zurück

Ursula und Dr. med. Paul Bernhard

Angst- und Zwangsneurosen verbreiten sich »seuchenhaft«. Selten erfährt man von allen krankhaften Vorstellungen eines solchen Patienten, denn Heimlichtuerei, Vertuschen und Verbergen sind wichtige Bestandteile im Leben solcher Kranker. An einem Fallbeispiel beschreiben die Autoren den Leidensweg einer jungen Frau, für die es – zunächst scheinbar – aus einem wahren Teufelskreis keinen Ausweg zu geben scheint. Lesen Sie die erschütternde und schockierende Psychographie dieser jungen Frau, und begleiten Sie den Weg ihrer Heilung.

ISBN 3-929960-05-2 DM 22,80

Die Heilkraft der Eigenharn-Therapie

Ingeborg Allmann

8. Auflage

Die Aktivierung unserer Selbstheilungskräfte ist heute – in einer Zeit, in der unsere Gesundheit mehr und mehr durch Umwelteinflüsse, Apparate-Medizin und chemische Medikamente beeinflußt wird – wichtiger denn je.

Die Eigenharn-Therapie, eine schon seit Jahrtausenden von vielen Völkern erprobte Heilweise, gewinnt auch bei uns immer mehr Anhänger.

Daß diese Therapie sich inzwischen erfolgreich bewährt hat, beweist Ingeborg Allmann in diesem Buch.

Abseits ausgetretener medizinischer Pfade zeigt sie anhand von Heilbeispielen, umfangreicher Literatur, die sie teilweise selbst übersetzt hat, und nicht zuletzt an ihrer eigenen Krankheitsgeschichte, wie Eigenharn helfen und heilen kann.

Wunder kann auch die Eigenharn-Therapie nicht vollbringen, aber es mutet fast wie ein Wunder an, was der Eigenharn bei seiner Wiederverwertung Erstklassiges zu leisten vermag.

ISBN 3-929960-08-7 DM 24,80

Fasten und Lebenskultur

Neue Aspekte – Anregungen – Erfahrungswerte
ein Beitrag zur modernen Lebens- und Gesundheitsgestaltung

Rüdiger Krauß

Seit Menschengedenken wird dem Fasten große Bedeutung beigemessen: aus religiöser Sicht in den großen Kulturen, zum anderen aus gesundheitlicher Sicht. So bringt das Fasten neben dem Gewinn für den Körper auch Gewinn für Geist und Seele.

Mit der Einbindung der anthroposophischen Gedanken und der Naturheilkunde wurde in der westlichen Welt dem Fasten unter diesen Gesichtspunkten zu einer großen Popularität verholfen. Dabei muß es nicht das Fasten als Patient in einer Klinik sein, sondern der selbstbestimmte Mensch kann unter Umständen beim Fasten in Selbsthilfe wesentlich größere Erfahrungen und mehr Nutzen für sich selbst daraus ziehen.

Der Autor als Verfechter dieser Idee hat seit Jahren einem zunehmend großen Kreis von Menschen aller Altersgruppen bei seinen Seminaren und seinen Fastenwanderungen in schöner Landschaft den Alltag in jeder Hinsicht leichter und fröhlicher gemacht. Seine langjährigen Erfahrungen und Gedanken hat er in diesem Buch komprimiert dargestellt.

ISBN 3-929960-10-9 DM 24,80

Teilfasten ein Gesundheitsschlager

Entsäuern – Entschlacken – Entgiften
und dabei abnehmen

Doris Wroblewski

4. Auflage

Das Heilfasten gilt bei vielen Erkrankungen als der »Königsweg« zur Wiedererlangung der Gesundheit. Entlastet von einem Übermaß an Nahrung kann sich der Körper von Schlacken und Giften befreien. Der Geist findet in der Zeit der Nahrungsenthaltung zur Ruhe und der Mensch so zu innerem Gleichgewicht zurück. Doch fällt vielen Menschen der völlige Verzicht auf das tägliche Essen nicht leicht.

Jenseits von Verboten und strengen diätetischen Richtlinien hat Doris Wroblewski deshalb aus der Fülle des heutigen Ernährungswissens einen für jeden gangbaren Weg entwikkelt. Mit dem hier beschriebenen Teilfasten können die Vorteile des Fastens genutzt werden, ohne auf Essen und Trinken verzichten zu müssen.

Mit den vielen praktischen Tips, die über den Ernährungsbereich hinausgehen, mit leicht anzuwendenden Grundrezepten, einem Einkaufszettel, nützlichen Adressen und Literaturhinweisen können auch Sie schrittweise Ihrem Ziel, Gesundheit und Idealgewicht wiederzuerlangen, näherkommen.

ISBN 3-929960-09-5 DM 18,80

Heilen ist einfach

Gisela Friebel/Dr. med. Klaus Hoffmann

Medizin auf das Ursprüngliche und im wahrsten Sinne Einfache zurückgeführt. Heilung auf einfachste, ungefährlichste, billige Weise zu bewirken, so wie es die Natur und unsere Vorfahren vorgegeben haben. Das ist der Tenor dieses Buches, der die innerliche und äußerliche Anwendung von Heilerde als Heilmittel in den Mittelpunkt stellt.

Nachvollziehbar von jedem und frei von allen Risiken! Erstaunt wird so mancher Laie (und Fachmann!) über die vielen therapeutischen Möglichkeiten der Heilerde sein.

Äußerliche Anwendung, bei kosmetischen Problemen, eiternden (!) Wunden, Geschwüren, Arthritis und zur Haarwäsche. Innerliche Anwendung zur Giftstoffbindung im Magen-Darm-Trakt bei allen chronischen Krankheiten.

Ein interessantes und für jedermann verständlich geschriebenes Buch mit hohem informativem Wert.

DM 12,–

Gesund sein ist etwas Göttliches

Gisela Friebel/Dr. med. S. Bambang

Sind Sie krank, haben Sie auch die Pflicht, sich selbst wieder gesund zu machen, d. h., Ihre Selbstheilungskräfte zu aktivieren. Die Autoren erklären, was es für Auswirkungen für Sie persönlich, Ihre Familie, Ihr Umfeld, das ganze Land hat, wenn Sie krank bleiben.

Beginnend bei einer einmaligen Darmpflege (u. a. Beseitigung der Darmgase) über bestimmte Ruheübungen bis hin zu einem sensationellen Hirsefasten, enthält das Buch viele Tips für die praktische Anwendung.

ISBN 3-929960-07-9 DM 22,–

Pro und Contra Rohkosternährung

Jamila Peiter

3. Auflage

Jamila Peiter zeigte Mut und hat das Tabu der Verfechter der reinen Rohkostlehre gebrochen. Nach enthusiastischen Jahren mit der »Heilkost« sieht sie nicht allein die Pro-Seite dieser naturbelassenen unerhitzten Frischkost, sondern nimmt auch zunehmend die Contra-Seite zur Kenntnis. In ihrer dritten überarbeiteten Auflage von »Die Heilkraft der Vitalernährung« läßt die Autorin ihre langjährigen Erfahrungswerte mit der Rohkost einfließen und ändert zwangsläufig den Buchtitel ab zu »Pro und Contra Rohkosternährung«. Ihr engagierter Einsatz für naturbelassene Nahrung und ihr späteres kritisches Hinterleuchten dieser Ur-Nahrung des Menschen sind untrennbar mit ihrem persönlichen Schicksal verbunden. Ihr selbst war das Leidenspäckchen »Immunschwäche« bereits in die Wiege gelegt, was eine »unendliche Krankengeschichte« auslöste. Kaum ein Organ ihres Körpers blieb von Krankheiten verschont. Die Wende 1979 verdankte sie Dr. med. M. O. Bruker. Das Unglaubliche geschah: Nach zehn Tagen der Umstellung auf Rohkost war Jamila Peiter beschwerdefrei. Das Thema Ernährung bestimmte seitdem ihr Leben. 1981 ließ sie sich bei Dr. Bruker zur Gesundheitsberaterin ausbilden, eröffnete in Frankfurt/Main einen Naturkostladen, ging mit Vorträgen und Seminaren über Vollwertkost an die Öffentlichkeit und hält seitdem Kontakt mit vielen Rohkost-Anhängern. 1984 befaßte sie sich außerdem intensiv mit der Instinkto-Therapie von Guy Claude Burger in seinem Therapie-Zentrum in Paris.

In ihren ersten Rohkostjahren zählte nur die Pro-Seite dieser vitalisierenden Kostform. Ja, ihre Überzeugung nahm solch fanatische Züge an, daß jeder Verstoß gegen die selbstauferlegten Ernährungsregeln ein schlechtes Gewissen erzeugte und schon der Verzehr einer gekochten Kartoffel in Selbstvorwürfen endete!

Doch ab dem vierten Rohkostjahr kamen die Rückenschmerzen und Magen-Darm-Beschwerden zurück und öffneten der Autorin zunehmend Auge und Ohr für die Contra-Seite. Sie mußte feststellen, daß mit jedem weiteren Rohkostjahr »Körper und Seele immer mehr auf der Strecke blieben«. Eine Umfrage-Aktion der Autorin brachte außerdem zum Vorschein, daß etwa 90 Prozent der antwortgebenden Rohköstler (522 von 1000) durch die Umstellung auf reine Rohkost – genau wie die Autorin selbst – eßsüchtig geworden waren. Und Sucht bedeutet immer ein Mangel. Diese Extrem-Erfahrungen in der Rohkost-Szene haben sich inzwischen auf ein gesundes Maß eingependelt und stabilisiert. Nach Ansicht der Autorin ist »eine Ernährungsform in gleichem Maße nützlich, wie sie von Körper, Seele und Geist nicht nur angenommen, sondern tagtäglich praktisch umgesetzt werden kann«. Wer in dem Buch naturwissenschaftliches Detailwissen und Fakten über Nährstoffe, Vitamine, Mineralstoffe und Spurenelemente erwartet, wird nicht auf seine Kosten kommen. Wer jedoch an erlebten Erfahrungen mit der Vitalkost interessiert ist und seine Ernährungsweise grundsätzlich und kritisch überdenken möchte, wird diesem Buch eine Fülle von konkret umsetzbaren Anregungen und auch Kontakt-Adressen entnehmen können.

ISBN 3-927027-08-1 DM 30,–

Zwischen Ethik und Profit

Arzt und Patient als Opfer eines Systems

Edgar Berbuer

Ein Arzt packt aus. Schuld daran ist unser Gesundheitssystem, das Arzt wie Patient dazu verführt, von den Pfaden der Moral und Ethik abzuweichen. Moral ist Luxus und wird bestraft mit Leistungsentzug.
Das Vertrauensverhältnis zwischen Arzt und Patient bleibt davon nicht unberührt. Zwänge und Ängste, die daraus entstehen, lassen Vertrauen schwinden und Mißtrauen wachsen. Eine offene Front nach vielen Seiten entsteht. Das Fazit lautet: Unsere Medizin ist krank, reduziert auf intensive technische Diagnostik und ausgiebige Medikamentenverordnung. Der Mensch, der Patient als Ganzes verschwindet aus dem Blickwinkel. Die Medizin degeneriert immer mehr zu einem profanen Dienstleistungsunternehmen, in dem der Mensch zu kurz kommen muß. Sein Körper wird fachärztlich aufgeteilt, für Seele und Gefühle ist da kein Platz mehr.
Dieses Buch ist keine Schuldzuweisung. Es ist die Bilanz eines engagierten Arztes für Allgemeinmedizin aus vorderster Frontlinie. Es ist ein Hilferuf an alle, die sich für die Medizin und unser Gesundheitssystem verantwortlich fühlen. Angesprochen sind Patienten, Ärzte, Politiker, Juristen, Journalisten, Versicherungen, Gewerkschaften und die Verantwortlichen für die medizinische Ausbildung.
Dr. med. Berbuer appelliert an Ethik und Moral aller, die die Verantwortung dafür tragen, wie die Zukunft an die Solidarität des einzelnen, aus sozialer Absicherung kein Ausbeuteverhalten zu entwickeln. Unser Gesundheitssystem ist kein